Seamus O'Maho
CAN MEDICI
BE CURE

医療は救われるか

医師の堕落

シェイマス・オウマハニー 著
小林政子 訳

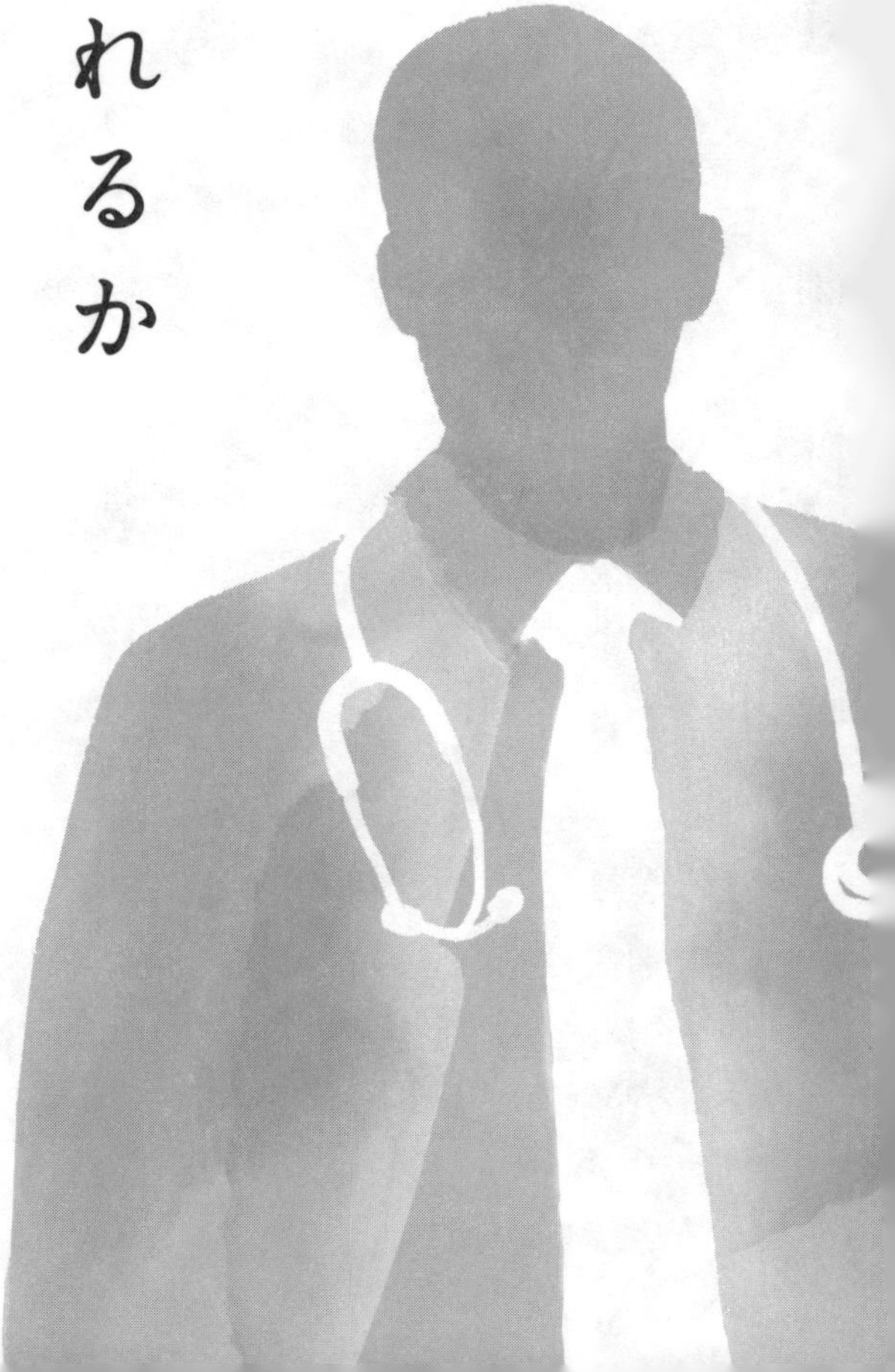

国書刊行会

医療は救われるか

——医師の堕落

ジュリア・オコナー（一九二四〜二〇一八年）を偲んで本書を捧げる

目次

本文中の（　）の用い方は著書および原著の表現に準じ、〔　〕内と＊は訳者によるものです。

編集部

第一章　「いま人は長生きする」

私たちは健康のありがた味を忘れているが、人類史上測り知れない贅沢なのである。私の母は一九三二年にウエストコークの村で九人兄弟姉妹の末っ子として生まれた。母は十歳のときに重い病気を患った。当時は医者を呼ぶのは稀だったが、両親はひどく心配になり地元の医者を呼んだ。医者は十六キロも運転して来て機嫌が悪かった。子供を診察して肺炎と診断した。二、三年前に開発されたばかりのスルファピリジンという抗菌薬を処方した。この薬は、製薬会社May & Bakerの頭文字から「M&B」の通称で知られていた。スルファピリジンは第二次世界大戦中にはよく使われたが、ペニシリンが現れてから使われなくなった。医師は祖父母に、理由は分からないが、絶対に病人に水を与えてはいけないと言った。祖父母は医師の言いつけには逆らえないので、母は病気の苦しみと、ひどい喉の渇きに耐えた。母は、姉のマーガレットが闇夜に紛れて井戸の水を汲んで来て救われた。母は、姉が言いつけを守らなかったためか、薬が効いたのか、もしくは、その両方で生き延びた。

母の兄のビリーは、母と比べると幸運ではなかった。十七歳のとき寄宿学校で病気になった。体重が落ち、背中が痛いと言った。ビリーは自宅へ戻され、脊髄結核と診断された。この学校——神学校——では周りに数百人の生徒がいたので、何人かは結核に感染したはずである。刑務所でのような給食（戦時食糧難による質の低下）のため、生徒たちは恒常的に栄養不良で病気に感染しやすかった。当時は結核の特効薬がなかった。両親はビリーを入院させなかった。母親は自宅で看病した。近所の婦人たちが手助けに来て、家事と子供たちの世話をした。医師は、彼の病気は進行していて、治療法がなく、手の施しようがないと言ったのだ。ビリーは一九四六年に十八歳で死去した。彼の姉ジュリアはその二、三年前にロレット修道会に入り、葬儀に参列するために修道会を離れることは許されなかった。ジュリアは私が本書を執筆中に九十四歳で他界した。

結核は十九世紀から二十世紀前半までアイルランドで蔓延した。ウイリアム・ワイルド（オスカーの父）は国勢調査官として働き、一八三一年から一八四一年の十年間の結核による死亡率を一一・四パーセント（人口百十八万七三七四人中十三万五五九〇人）と推計した。結核は貧困と栄養不良に結びついているので世間に対する引け目から「衰弱」や「虚弱」など遠回しの言い方をした。引け目は相当な重圧であり、家族は結核患者がいることを隠した。ビリーの死の二年後の一九四八年にノエル・ブラウンという若い医師がアイルランドの新連立政府の保健大臣に任命された。大臣はＢＣＧ（結核の標準免疫法であるカルメットゲラン菌ワクチン注射）接種とともに、大々的な結核のスクリーニングを行った。ブラウンの対応はまずまずの成功だった。結核の死亡率は一九四七年の人口十万人当たり百二十三人から、一九五一年には七十三人に減少した。ブラウンは「サナトリウム」――結核療養所――の新設に資金を投入した。サナトリウムは十九世紀半ば以降、欧州大陸では十分設立されていた。小説家トーマス・マンの『魔の山』の舞台はスイスの結核療養所である。サナトリウムでは療養と、新鮮な外気、日光浴、肝油などの栄養補助食品が提供された。この制度で回復した者もいたが、多くが死んだ。肺結核患者には、人工気胸法（肺を虚脱させて「休ませる」）、横隔神経の潰滅による横隔膜の麻痺（これも肺を「休ませる」）、そして、肺の一部切除（感染部位の除去）などの手術が行われた。怪しげな処置で、効果は実証されなかったが、生き延びたお年寄りもいる。

ビリーが死去した頃、米国では結核治療にストレプトマイシンが使われていたが、イギリスの会社がこの薬を製造し始めたのはさらに数年後だった。一九四八年、小説家ジョージ・オーウェルはイギリスで初めてストレプトマイシンで治療された結核患者の一人だった。オーウェルは『オブザーバー』編集者のデイビッド・アスターと保健大臣のアナイリン・ベヴァンとのコネでストレプトマイシンを米国から入手した。『動物農場』の印税で支払った。残念ながら薬は効かず、激しい副作用に苦しんだ。そこで、彼は治療を受けたグラスゴーのヘアマイアス病院へ未使用の薬を寄付した。その薬は二人の医師の妻に譲られ、結核が全快した。一九四六年、医学研究審議会（The Medical Research Council）はストレプトマイシンの試験患者を募集し始めた。初の「ランダム化比較試験」だった。患者は（偏らないように）無作為《ランダム》に、同数に分けられ、実薬（ストレプトマイシン）と偽薬《プラセボ》が与えられ、対照群も同様だった。試験は一九四八年に終了し、その結果、ストレプトマイシンの有効性が明確に認定された。ストレプトマイシンと後出の効果の高い薬によって結核の死者は減り続けた。これらの特効薬が使われる前にも、結核はいずれ下火になると主張した者もいたが、結核はなくならなかった。貧困国では数百万人が結核で命を落としている。アイルランドでは結核は現在もなくならず、貧困層や社会から取り残された人々、高齢者、移民が標的になっている。結核は今日ではほぼ自宅療養がふつうになり、サナトリウムは別の目的に利用されている。聖ステファノ病院のコーク・サナトリウムは、現在は精神病院になって新たな病と取り組んでいる。私の母の父親も肺結核に罹り、一九六〇年代末に聖ステファノ病院に数カ月入院した。子供の面会は許可されなかったので、一階のバルコニーで手を振るその姿は遠く、幽霊のようで、寂しそうだった。母の父は一八八七年にマサチューセッツ州ローウェルで生まれた。彼の父親は三十代早々に腸チフスで死去し、未亡人となった彼の母親はアイルランドへ戻り、親族へ身を寄せた。腸チフスは、かつては数百万人の死者を出したこともあったが、現在は予防接種と衛生向上でほとんどみられなくなった。

一九五六年、コーク州で「ポリオ」として広く知られているウイルス性急性灰白髄炎が流行した。数百人の子供が感染し、筋肉の麻痺や衰弱が生じた。胸部筋肉が麻痺した子供は「鉄の肺」に入れられた。他にも、優秀な中東特派員だったパトリック・コバーンのように、長期入院と手術を強いられた者もいた。数千人が都市から隔離された。この伝染病から生き長らえた人たちは現在六十代から七十代の始めになっており、ポリオの後遺症ですぐに分かる。一九九〇年代半ばには、アイルランドには七千五百人から一万人のポリオ罹患者が生存していた。コバーンは回顧録『ザ・ブロークン・ボーイ（*The Broken Boy*）』の中でポリオのことを書いている。「死ぬ確率はコレラや発疹チフス、マラリヤ、黄熱病、消耗性疾患の方が高いが、ポリオはハンセン氏病や天然痘のように後遺症や障害を残す恐れがあった。二十世紀後半に同様の恐怖を生んだのはエイズだけだった」。アメリカのウイルス学者ジョナス・ソークは、一九五〇年代初めからポリオワクチンを研究していた。一九五五年に最初の試験結果を公表し、疑いない有効性を証明した。ソークのワクチンは注射が使われたが、一九六一年にはアルバート・サビンの経口ワクチンに代わった。私が与えられたのは経口ワクチンで――子供だから――砂糖の塊といっしょに飲んだ。ポリオは――少なくとも豊かな西部地域では――なくなった。

ビリーのような子供や十代の青少年の死は人類の長い歴史ではよくある悲劇だった。古い墓地を散歩していると、亡くなった子供たちの元気な声が聞こえる。だが、二十世紀前半に画期的なことが起きた。大勢の子供や青少年の命を奪った感染病が予防注射で助かり、予防できるようになったのだ。一八八五年から一九八五年までの百年間で米国と欧州の幼児死亡比率は千人につき百四十人（乳児七人につき一人）から千人につき五人（乳児二百人につき一人）に下がった。平均寿命は五十歳からほぼ八十歳に伸びた。一九三〇年には、イギリスの妊産婦死亡率は二百五十人につき一人だったのが、現在では十万人につき八人（一万二千五百人につき一人）である。出産時の母親の死は、現在は非常に珍しく、起きれば国中で大問題になる。結核患者はほとんどが抗生物質の長期投与で完治する。天然痘の死者数は黒死病と二回の世界大戦の死者数の合計より多かったが、一九八〇年に世界保健機関（WHO）は天然痘撲滅を宣言した。医学は、その歴史上、限られた力しかなかったが、突然、奇跡的な力を発揮した。一九三〇年代半ばから一九八〇年代半ばの約五十年間の黄金期があり、何でも可能なように思えた。アメリカ人医師で作家のルイス・トーマス（一九一三〜九三年）は、一九三〇年代に医師免許を取得したときこう書いた。「人命に対する最大の脅威は結核、破傷風、梅毒、リューマチ熱、肺炎、髄膜炎、ポリオ、そして、あらゆる種類の敗血症だった。現代の癌や心臓病、卒中のように恐れられた。一九三〇年代、四〇年代の大きな問題は文字どおりなくなった」。

私は一九七七年から黄金期が終幕に向かう一九八三年まで医学を勉強した。この頃、医学の支配を疑問視する評論家たちが現れた。中でも最も偉大な人物はイヴァン・イリイチだった。イリイチ（一九二六〜二〇〇二年）はオーストリア人宣教師で、哲学者、社会評論家だった。著書『脱病院化社会（*Medical Nemesis*）』は有名な、当時の私がわくわくする主張を展開した。「医学界は人間の健康の大きな脅威になっている」である。一九七〇年代のスーパースター的な知識人だったイリイチは、今やほぼ忘れ去られている。彼の中心テーマは、制度化が西欧文明を破壊したということだ。現代の諸制度は、イリイチの言う「奇妙な逆効果（paradoxical counterproductivity）」の特徴がある。つまり、当初の目的に失敗した。だから、学校教育は無知へ至り、現代の輸送は交通渋滞や環境汚染の原因となり、また、保健医療はどんどん低下していった。イリイチは、一九七〇年から一九七五年までに発表した一連の著書でそのことを詳しく述べている。『脱学校の社会（*Deschooling Society*）』、『自由の奪回（*Tools for Conviviality*）』、そして有名な『脱病院化社会』などである。多言語を駆使するこの異才が大学に現れると人だかりができた。一九七八年のユニバーシティ・カレッジ・ダブリンでの講演には八千人が集まった。一九七四年にはエディンバラで、リチャード・スミスという学生（後に『ブリティッシュ・メディカル・ジャーナル』の編集者）がくぎ付けになった。「イヴァン・イリイチの講演は私には宗教体験に近かった。エディンバラの学会のエリートに囲まれた情熱的なカリスマ……」。イリイチは、科学的医療は国民の健康全般にほとんど影響を及ぼさなかったと述べた。こう主張した人物は他にもいて、疫学者のトマス・マキューンが最も有名で、彼は、衛生と栄養、住環境が健康を決定する要因とした。医師はほとんど健康に貢献しないとマキューンは考えたが、イリイチはその先を行き、医師は有害だと述べた。制度化された現代医療は独自の儀式と教義を有する新宗教であり、医師業は新しい僧職だと彼は考え、医師の独占と支配を痛烈に批判した。「現代医療は健康の否定である。人間の健康にではなく、制度そのものに奉仕するために組織された。治すより多くの病人をつくり出している」。

これは強烈だった。イリイチの多数の弟子の一人にジョン・ブラッドショウがいるが、彼はイギリス人医師で、医師から作家に転向した。この人の一九七八年の著書『裁かれる医師たち（*Doctors on Trial*）』は、イリイチに捧げたもので『脱病院化社会』の主張の書き換え版である。序文はもちろんかの偉人による。ブラッドショウはイリイチに言及する際によく「預言者」という言葉を使い、自分をこのオーストリア人の分かりにくい部分の説明者――イリイチがイエス・キリストで、自分は洗礼者ヨハネ――であると思っていた。ブラッドショウは私の大学の弁論クラブの一九八一年の講演者の一人で「医療は健康の脅威になっている」とイリイチ流のテーマで講演を行った。討論は騒がしかった。数人の医師が反対意見を述べ、ばかばかしくて話にならないとして、イリイチとブラッドショウをへそ曲がりだと切り捨てた。私は学食でブラッドショウを探し、ビールを飲みながら共通のヒーローであるイヴァン・イリイチの話に花が咲いた。そのあと、議論とビールでいい気持ちになって自宅へ戻る途中で、「健康の脅威になった」医師になるために勉強している自分はいったい何をしているのかと考えた。

数多い職種の中でも、医師という職業はその人間の人生を支配する。卒業後は仕事に追いまくられた。週末の待機や大学院の試験などで数年が過ぎた。私の視界はいつも近くにあった。次の仕事、次の資格取得である。何年もこういう生活と考えを続けた。それには、それなりの利点がある。医療職の構造と成功への道は非常に厳しく、真の職業人なら置かれた状況で本能的に為すべきことを知るのは当然である。私は何年もさまざまな研修職をこなしながら、ゆっくり階段を昇ってイギリス国民保健サービス（ＮＨＳ）の総合教育病院の医長の座に就いた。若年の医長として私はパリサイ人〔宗教上の形式にこだわる人〕のような、組織と専門家文化の仲介者になった。四十歳までは果てしない多忙に追われ続け、残る仕事人生も陳腐なこの道を歩み続けていたかもしれない。四十代での一連の出来事がすべてを変えた。それは長くなり、個人的な話でもあるのでここでは詳しく語らない。五十歳で難破船の残骸を見回したとき、私は前途有望なキャリアを駄目にしたようだと思った。無意識にぶち壊していたかもしれない。真の問題は信仰の喪失、つまり背教だった。漫画のワイリー・コヨーテ〔Wile E. Coyote〔ずる賢い〕と韻を踏むように名付けられた〕は、自分が信じられなくなると谷に墜落する。自分の状況に気づかない限り有頂天である。私の背教は臨床面接や旧い治療法にまでは及ばなかった。他のすべてに信頼を失った。医学研究、管理体制、プロトコル、数値化、それに進歩さえもだ。医療は過剰に産業化した文化となり、健康の脅威になったとするイヴァン・イリイチの主張の——一九七〇年代半ばの多くの医師にはばかばかしく見えた——正しさを確信した。

私は医学の黄金期が終わろうとしているときに医師になった。それから三十五年間に三カ国の多くの病院で働いた。医療に対する国民の幻滅感、医産複合体と呼ばれるものの出現と世界支配、そして自分の職業の堕落を目の当たりにしてきた。この医産複合体には大手製薬会社《ビッグファーマ》という従来の悪者だけでなく、生物医学研究、健康食品産業、医療機器メーカー、それに王立大学《ロイヤル・カレッジ》、医大、保険会社、健康関連慈善団体、拡大の一途の規制監査部門など多数の専門的・職業的団体、さらに、ロビイストや経営コンサルタントなどの二次的寄生職業などの専門団体と商業団体がある。

いつの時代にもその時代特有の愚かさがあり、医療は現代の流行の大きなバロメーターであって、新技術と個人の行動、管理、教育の「初期採用者《アーリー・アドプター》」である。医学界は保守的で変化に抵抗するどころか、あっという間に熱に浮かれてしまう。来年何が世界を動かすかを知りたければ、いま医学界が注目しているものを見ればいい。医師たちは、研究医も臨床医もこぞって、用語といい、風潮といい、精神構造といい、すべてが大売出しである。

医学は人間生活のほぼ全面にまで支配を広げた。その過程で、失望は不可避という予想を上方修正した。私の医師人生は、黄金期の終焉期と不適当で非現実的な期待の時代、つまり失望の時代の初期に始まった。患者、医師、そして社会全般は、この医産複合体の犠牲であり、カモであり、奴隷である。私たち医師は治療をする、それも過剰なくらいするが、治してはいない。三十五年後に、私は可笑しさと困惑、恥ずかしさの入り交じった気持ちで回想する。

私は母に肺炎のことと、母の兄が死んだことについて尋ねた。ビリーの死は、両親にとって忘れられない悲しい出来事だった、と母は言った。本書を執筆中の現在、アイルランドは医療と政治の大問題で苦悶している。それは、子宮頸癌の塗布検査による検診で数人の前癌状態を発見できなかったからだ。この種の検診には偽陰性、または「見落とし」が一定の割合であるが、メディアとご都合主義の政治家たちが国民の怒りを買うような空気をつくり出してきた。私の母は「みんなは今の公共医療サービスはなんとひどいのかと言うけれど、一九四〇年代に戻ったら本当のひどさがどんなものか分かりますよ。今日の問題のすべては、人が長生きするからですよ」と言った。

第二章　図書市で偶然に見つけた本

一九八〇年代以降、医学研究は世界規模のビジネスになり、経済発展の原動力となった。今や医産複合体の知的エンジンである。一般の人々はこれを医学の探求心と病気や命を救いたい利他的な思いに駆られた立派な社会貢献であると見ている。多くの慈善団体がこの尊い活動のために資金を集めて実質的な経営部門になっている。医学研究は善であり、そこへ資金を投じるほど良いという幅広い社会の総意がある。医学研究の大半が時間と資金の浪費であることを知ったら、慈善活動に寄付する大勢の人々は驚くだろう。浪費の理由は二つある。一つは、その大半の使途が間違っているからだ。二つ目は、研究は主に研究者本位に行われ、商業利益と結びついているからである。

私が約三年間研究員《リサーチフェロー》として働いた経験は、この奇妙な集団《サブカルチャー》について非常に多くのことを教えてくれた。研究員は若手医師で――だいたい二、三年の臨床経験がある――博士号を目指して臨床の場を一時離れる。私が研究分野に就いた理由は他の医師たちと同じだった。昇進である。一九八〇年代の病院医師には熾烈な競争があった。医長《コンサルタント》ポストは、ふつう退職か死去で空席ができ、多くの職には二十人以上の優秀な応募者が集まった。医局員《レジストラ》や上級医局員などの病院医師は競争が激しく、履歴書の学位が重視された。志願者は臨床経験よりも研究分野の実績で判断される場合が多かった。だから野心旺盛な研修医は、医学誌に論文を発表して博士号を取るのに躍起になった。私は地元の総合教育病院での三年間のインターン後、消化器病の病院医師になったが、この選択はたまたま機会があったからだった。どうしてもこの専門で出世したいという強い願望は、心臓病学ほどにはなかった。提供された仕事だった。この専門で飛躍を期するつもりならば、一九八〇年代のアイルランドに専門家養成の場がほとんどなかったので、国を出なければならなかった。私は地元の病院の医長と話し合い、エディンバラで運を試してみてはどうかと薦められた。彼がそうしたからという理由以上のものはなかった。医長に胃腸病学教授への紹介状を書いてもらい、教授に会いに行った。私は研究職の仕事を与えられ、これには製薬会社から資金が援助されていた。当時、医薬品産業はこの類の仕事、とくに消化器系分野に多額の資金を投じていた。資金援助は医学関係者の信用が得られ、節税効果もあった。教授から、この製薬会社の簡単な試験を受けてもらうことになるが、若干の時間を割くだけで済むと説明された。私の研究の主目的は腸の免疫システムになるはずだった。

　仕事始めに、明確な研究方針を心得ておきたいと考えて教授に面会した。しかし、彼の助言は曖昧だった。しばらく図書館で「文献を読み」、検査技法を勉強してはどうかと言ったのである。私は病院の図書館で腸内免疫システムについて丹念に文献を読んだが、言いようのないほど退屈だった。研究室では二人の内気なイタリア人が相棒になり、彼らは小腸から取った生検（試料）を「顕微解剖」し、染料液で着色して細胞型《セルタイプ》を数えるのだと教えてくれた。顕微鏡で腸生検を覗き、特別な細胞型が見えたら計数機《カウンター》を押して数える。私は何時間も、何日も、上皮内リンパ細胞の数を数えた。親切な専門家が抗体価の測り方を教えてくれたが、研究室のスタッフは、研究員が立身出世主義の素人であると見破って憤慨しているのがすぐに分かった。教授は、世界中から多くの研究員が集まっていることを得意とし、研究所の休憩室には幸運な巡礼者たちの出身国の国旗が飾ってあった。

私の仕事としての研究はセリアック病（小児脂肪便症）の新薬実験だった。この疾患は一九四〇年代末から知られていて、食事からグルテンを抜くことで有効な治療が可能だった。なぜ治療薬の研究が議論になるのかと驚くが、患者たちが食事制限を続けにくいという、かなり誤った根拠から未だに薬の研究が真面目に主張されていた。実験はイタリア人の一人がすでに始めていた。私はそれを引き継ぎ、さらに患者を募った。患者は実験前に小腸生検を採り、普通食の継続を指示され、三カ月間この薬を飲み、改善が見られたどうかを調べるためもう一度生検を採る（食事制限によるセリアック病の改善は小腸生検を見て分かる）。症状は食事が原因であることがすでに判明しており、「治療法」もあって、この薬にせよ、何の薬にせよ、薬で治療すべき生物学上の妥当な理由がないので、実験は倫理的に疑問だった。当然薬効はなかった。試験終了直後に一人の患者が珍しい小腸癌とセリアック病の合併症で死去した。薬が直接の死因とは思わないが、実験期間中この効果のない薬剤を飲みつつグルテンを食べ続けるよう指示されたことは確かによくなかった。私はもちろん実験に関する論文を発表したかったが、医学誌に論文を提出する前に製薬会社に見せることが契約上の決まりだった。会社の製品に効果がなかったという所見を公表するのを当然会社は反対した。会社の心配は無用だった――論文の送付先である医学誌は、査読に回すことすらせず論文を断ってきた。これは「ネガティブ出版バイアス」すなわち、「否定的」結果に導いた実験論文の拒絶であり、私には初めての体験だった。

私が教授に研究プロジェクトを指定してもらおうとすると、教授はコンピュータ画像解析による腸生検の細胞の自動計測法の開発を提案した。私たちの間では、仮説や、問題や、科学らしい議論は一度もなかった。教授の主要関心事はデータを生む新技術の開発だったのだ。彼はそのための準備と、大学の別の学部でこれを行うために、ジムという研究室の技士を手配してくれた。得られた画像はまるで乱れたテレビ画像のようであり、私とジムは画像解析に空しい時間を費やした。苛立ちながら数週間過ごした後、このやり方では成果は出ないとの結論に達した。画像解析では前進がなかったと教授に報告した。唯一の選択肢は新プロジェクトをやり直すことだった。教授は一九七〇年代にマウスでの研究で有名になり、関心の的がヒトへ移った。彼は動物向けの「全腸洗浄（whole gut lavage）」のヒトへの応用に熱心で、私にこの開発の仕事が与えられた。ボランティアに謝礼を払い、大腸内視鏡検査前に使う便秘薬のゴライテリー液という等張液（体液《血漿》の浸透圧にほぼ等しい浸透圧をもつ液体〕を四リットル飲んでもらった。ボランティアが明るい黒褐色の液体を排便したら、汚水を収集し、ろ過してフィルターにかけてから、中の抗体を保存するために「洗浄液」に数種の薬品を加えた。何時間も院内のトイレをうろついて排泄物の液でいっぱいのスチール便器を覗き込んで、ろ過が可能かどうかを調べた。人間は何にでも慣れるものだ。謝礼を払って頼むボランティアは、だいたいいつもダギーとユアンで、口の悪い動物棟の技士だった。かつて私と同年輩の皮肉屋が、マウスとは「博士一人を生むために大量の数が殺される動物」と定義した。動物棟にはこれらの哀れなマウスとサルが飼われていて、ヤギもいるらしかった。私はなるべく無辜の動物を殺さないようにしていたが、ある朝、イタリア人の一人に動物棟へつれて行かれ、彼はマウスを一匹つまみ出し、尻尾の先を持って台の縁に頭を叩きつけた。

金槌を持つとすべてのものが釘に見えるという古い常套句は医学研究の多くを要約しており、私の研究がまさにそうだった。それからまもなく実際に患者に「全腸洗浄」を行うことになった――大半の患者が大腸内視鏡検査の準備をしていたが、していない者もいた。私はあらゆるものに腸内洗浄法を使って抗体を計量し、すべて公表していた。私はこの技法〔技法と呼べるなら〕をクローン病から関節炎の一種の強直性脊椎炎まで、思いつくすべてに応用した。もう一人のやや気難しいイタリア人は唾液を集めていた――私の仕事より見た目も臭いも不快度はかなり低い――彼も唾液抗体の比較と組み合わせを可能な限り試みていた。疑問や仮説が出発点ではなく、私たちは技法から始め、できる限り多くのデータを生み出した。いろいろな病気や患者グループから「腸内洗浄液」

と腸液、唾液、血液を二年間集めた。次の二年間で私は論文をいくつか発表し、博士論文を書き上げた。私は、この先ず先ずの成功に得意になり、愚かにも、研究分野に進もうかと考え、同じ部署の上位職に指名された。これは失敗で、すぐに学究生活に幻滅した。私は一年半足らずでヨークシャーの上級医局員の仕事に転じた。研究職の経歴は不面目に終ったが、苦労の末に分かったことがあった。私には真の科学者ならあるべき好奇心が欠けていることに気がついた。従来の医者としての道は歩めるだろうが、私は退屈への受容力が弱く、また、皮肉にも、私は冷めきった人間ではなかった。論文が医学雑誌『ランセット』に掲載されたことと博士号は誇らしく思うが、それで十分であり、臨床の仕事に戻ってほっとした。研究員として過ごした三年間は純粋に功利的見地からは良かった。やろうしたことはやり遂げたが、打算的で気が滅入る仕事であり、永続的な結果はほとんど生まなかった。

私は有意義な形で科学知識体系に加われなかったが、医学研究の動きに関して多くを学んだ。科学的興味から行う者はいても、ごく少数だ。私が出会った高位の学者たちの主たる動機は昇進や補助金、発表、受賞などだった。研究室は一つの工場であり、データという原材料を生産している。これらのデータから多くのものが創り出されるのかもしれない。会議の説明資料、雑誌の論文、博士号、助成金の承認、そして、航空マイルさえある。データを生む体液（「臨床面の原料」）の源泉であることを除けば、近くの棟で何が起こってもどうでもいいようだった。特権階級――教授、学部長、学監――は学問に関係のない人事にも大きな力を行使した。彼らは各委員会に出席した。補助金を分け合った。臨床の仕事は名誉職の場合が多く、NHSの総合教育病院は、当時、経験豊富な「若手」医師たちが切り回していた。とくに外科の上級医局員は、医長になる頃には四十歳近くになっていた。彼ら上級医局員は、学者出身の医長よりもおおむね優秀で機敏な臨床医だった。私が知る学者出の医長は週一回病棟を回診した。彼の診断は支離滅裂で危険であり、看護師と上級医局員はこの道化師に従って案内した一種の見せかけの回診の後、「本当の」回診をやり直した。別の学者は――外科医――手術室では非常に危険なので、患者に近寄らせないように主に教鞭をとる教授職に昇進させられた。信頼できる上級医局員がいるので、特権階級は好き放題に研究遊びがやれた。彼らは自分に近い見解と気質の人間を後任に据えるので、体制は延々と続いた。

私は研究者の同僚たちと仲良くなり、医師専用食堂でよく一緒に昼食をし（一九八〇年代末にはまだ病院にあった）、毎週金曜日はパブで会った。会議の説明や発表予定の論文の進捗状況が気になって比較した。現在、全員が有名大学などの教授である。二人は医大の学部長になっている。科学の話をした記憶は一度もない。話題は全員が前途についてだった。一九八〇年代末の研究分野は遺伝学が人気で、その研究員が多かった。早く遺伝学分野に入った者が先頭を走り、助成金が潤沢だった。私が一緒に働いた人格者の著名教授は、臨床経験のほとんどない遺伝学者と交替させられた。この人事は医学界の変貌の象徴だった。その時点までは、医学教授は同等な者たちのいわば筆頭だった。彼――通常は男性――は臨床医として同僚に尊敬されなければならず、率先して学生の指導に当たるよう求められ、時間があれば研究をした。一九八〇年代末から一九九〇年代初めになると、このかたちが踏襲されず、研究助成金の生成が主な役割の新しいタイプの学者が出てきた。きまって分子生物学者だった――遺伝学者かサイトカイン免疫学者などの基礎細胞科学分野の専門家だった。この新タイプの学者は教育を年下の同僚に委ね、臨床の仕事はほとんどか、まったくしなかった。私の知り合いの遺伝学者で新タイプの教授は堂々と臨床業務を全部回避し、ナイトの爵位に上り詰めた。根拠に基づく《エビデンスベースト》医療の創始者であるデイビッド・サケットは、二〇〇四年に『ブリティッシュ・メディカル・ジャーナル』にこう書いた。「基礎医学研究者は助成団体を乗っ取り、病人のためより自分の興味を重視する研究方針を掲げた」。上位の学者の人事はほぼ全員がこの新タイプの医師で占められ、臨床医と研究者との溝はますます広がった。

私は研究者として過ごした時間を後悔していない。部外者の視点で内部にいた。ときには、医学者の態度や行動を実施調査する人類学者のような気持ちで突き放して見ていた。社会科学者で専門技術者のハリー・コリンズは、重力波物理学者に関する人類学的研究を行い、彼らが好きになった。「彼らは私が理想とする学者だ。正気とは思えない、信じ難いことをやっているが、経済的報酬を度外視し、純粋に学問上の動機からやっている」。コリンズが好きな物理学者は、正直で、高潔で、普遍主義者で、率先して自分の考えを他者の批判に晒し、公平無私と科学の高邁な理想を体現していた。私の医学研究者の観察では、そういう理想の姿はほとんど見られなかった。

研究員としての任期が終わりに近づいた頃、私は奇妙なポストモダン映画『トゥルーマン・ショー』のような体験をした。図書市をぶらついていたとき『ザ・グレーテスト・ブレークスルー・シンス・ランチタイム（*The Greatest Breakthrough since Lunchtime*）』という短編小説を見つけた。著者——医師——のペンネームはコリン・ダグラスで一九七七年初版だった。表紙の折り返しには若い眼鏡の女性が医師の白衣を広げ、トップレスを示す写真があって、間違いなくこの小冊子には一九七〇年代の洒落がある。袖広告は「無為、乱交、酩酊、退屈、姦通、そして医学研究」を謳っている。主人公デイビッド・キャンベルはエディンバラ大学病院に勤める若い医師で、著者本人がモデルであることは明らかだ。これはエディンバラで勉強か仕事をした経験のある医師のみが興味を持ちそうなその時代を描いた本で、私は興味本位で買った。読んでいて、ダグラスが描く光景や場面になんとなく見覚えがある気がした。病院勤務を終え、主人公は学者で医師のロザムンド・ファイヴィーの指示で、製薬会社の助成を受けた研究職に就く。ファイヴィーは彼に、私が受けたとまったく同じ激励をする。「彼女は結腸粘膜実験の基本方法について述べ、その研究室のことを伝えた。彼は『一日か二日適当にそれをやって』一週目は『丹念に文献を読めば』よかった」。物語中の多くの上級医師たちは私のような外部の人間にも誰のことかよく分かった。キャンベルは「糞便ビタミン《フィーカルビタミン》の研究に従事することになるが、私の腸内洗浄液抗体とかけ離れてはいない。ダグラスはこの仕事の退屈さをよく捉えている。キャンベルは図書室へ行って『丹念に文献を読む』」。「平凡な聖堂の同じ時間帯のように、図書室はがらがらで、社会で最も信頼され、最も暇なところが似ている……衝動に駆られたようにマウスのプロスタグランジン〔動物の臓器や組織に微量存在する一群の生理活性物質。最初に人間の前立腺（プロスタ―）が分泌部位として注目され、こう命名された〕について書き続ける女性がいた……」。

キャンベルはいつも、次はどうやって女性をものにするかばかり考えていた。ダグラスは、キャンベルと看護師との出会い（「互いに好きなり。セックスは最高」）そして親切な研究室技士との出会い（『ああ、それ』とロルナは言った」）を描いている。彼はたちまち研究員としての生活に幻滅した。上司のファイヴィーは「セックス相手を求める猛烈なサイコパス（精神病質者）」であり、彼女の上級医局員デンプスターは「口先のうまいディレッタント」である。彼は自分の上司と同僚（既婚者）で恋の対象であるジーンについて思いめぐらす。

「僕たちは彼女を教授にするために協力している。同僚も患者もね」。キャンベルは意地悪おじさんのようににやりとした。「医学研究の意味はそれだよ」。

ジーンは顔をしかめて「で、あなたはそこで何をしているの。一九九〇年代に教授になりたいの」。

「そうは思っていない。自分が卑劣漢じゃないからなのか、まったく気にしていないからなのか判断しかねている」。

この本はダウン症（小説中は「蒙古症」）の少女の死で終わる。少女は、ファイヴィーとデンプスターに、消化性潰瘍の試薬実験のために本人の同意なく使われ、その結果、骨髄機能不全で死ぬ。

この場面を読みながら、私は自分の給料の出所だった無益な薬の実験後に死んだセリアック病患者のことを考えた。小説の結末で、キャンベルは研究職を諦めて臨床の仕事に戻る。

十年以上前に出版されたこの興味をくすぐる低俗な本が、どうして私の研究員生活の雰囲気をある程度正確に摑めたのだろうか。この小説は――〈研修医の告白〉と医学研究に対するイリイチ流の論評の奇想天外な混成物《ハイブリッド》――私が苦労して獲得した教訓を結晶化していた。医学研究は、身勝手な出世第一主義者が演じる権謀術数の世界だった。理念よりデータが重要なのだ。患者より教授の地位が重要なのである。

第三章　五十周年

研究員として過ごした三年間に私は学会に論文を提出した。たいてい英国胃腸病学会（British Society of Gastroenterology ＢＳＧ）の年次総会のときである。イギリスは当時この分野で世界をリードし、学会の影響力は頂点にあったので、世界中から何千人もの代表が出席した。論文は合格なら「展示」または「講演」のいずれかになる。展示はやや格が落ちる。当人は研究成果が貼られた掲示板の横に数時間立ちっぱなしで、たまたま興味を示した人の質問に答えるのだ。科学的議論どころか展示に目もくれない人もいた。講演となると話は別だった。講演会は議論の場で、学会の重鎮たちは委縮した講演者に向かって互いに鎬を削る（重鎮らは全員マーガレット・サッチャー内閣の貴族閣僚のように見えた。キャリントン男爵とか、ダグラス・ハード男爵のような人たちだ）。そういう虐めは問題になったり、抗議を受けたりすることはなかった。この種の講演で、大きな野獣に痛めつけられるのは、とくにその中の一人が当の講演者の上司に個人的な恨みを抱いていれば当然と受け止められた。

すべては医学研究のいざこざの一部であり、若い研究者を精神的に鍛えることになると受け止められた。「本会議」または「基調」講演は基礎科学者が行う場合が多く、長くて内容がよく分からないテーマを聴衆に向かって話した。聴衆の多くは地方から来た臨床医であり、テーマにほとんど興味はなく、二、三日酔っぱらった後、賢くも、良くもならずに地方の総合病院へ戻って日常の診察業務に就いた。

一九八七年九月、私がエディンバラへ移って間もなく、英国胃腸病学会は創立五十周年記念会合をロンドンで開催した。提出した私の論文が展示されることになり、私はロンドン大学の大ホールでの展示に立ち会うために出かけた。展示はアイルランドで行ったセリアック病に関する平凡な調査で、ほとんど注目されなかったが、この分野のリーダーらしき高齢の学者だけは渋い顔を見せた。英国胃腸病学会は一九三七年にサー・アーサー・ハースト（その年の年初にナイトの爵位を授与）によって創立され、当初は胃食道クラブと称された。ジョン・アレクサンダー・ウィリアムズとヒュー・バートンの二人の幹部会員は次のとおり記した。

本会は、今日知られるとおり、元来、医師と紳士のクラブとして誕生した。会員は礼節を重んじる人物のみを選抜する厳格な基準を守った。「無作法者」は反対投票で拒否された。会員は胃腸病学と同様に美食を尊び、初期の会合では美味しい食事とワインが賞味された。会員は紳士として、質実を尊び、世間の注目を集めることを慎んだ。議事録も論文も公表に付されなかった。

イーヴリン・ウォーが胃腸病専門医だったら会員に応募していたかもしれないが、このクラブでは正餐での正装着用などについて熱心に話し合った。しかし、門に野蛮人が現れた。一九五〇年代から一九六〇年代にクラブから学会に転じ、外国人研修医や非医学系科学者など希望者全員の入会を認めた。「英国胃腸病学会は紳士クラブではなく科学学会になった」とアレクサンダー・ウィリアムズ男爵は嘆いた。会員は四十人から千五百人に増えた。論文発表の場として毎年二回の大会開催が必要とされた。医薬品と医療機器産業が開催費用の一部を負担し、自社製品の販売促進のために大がかりな展示を行った。

一九八七年の五十周年記念会合には大勢の会員が集まり、大ホールで見本市が開かれた。会の重鎮は気づかなかったが、この会はイギリス医学の黄金時代の終焉でもあった。サー・アーサー・ハーストと仲間たちがロンドンのザ・ランガムホテルで楽しい晩餐会を開いてから五十年で医療は変容し、イギリスはこの革命の中心だった。重鎮中の重鎮であり、誰もが認めるイギリス胃腸病学の「父」サー・フランシス・アヴェリー・ジョーンズは、一九三七年の第一回会合に出席しており、一九八七年には主賓だった。その五十年間にサー・フランシスは、ペニシリン、結核の有効な薬物治療、腎臓透析、臓器移植、内視鏡検査、CT・MRIスキャン、体外受精、天然痘の撲滅、DNA二重らせん構造の登場を目撃してきた。五十周年記念会合の出席者全員に、過去半世紀中に最も影響を与えた胃腸病学論文を精選した記念本（医薬品メーカーのスミス、クライン・アンド・フレンチ社の費用負担により出版）が贈呈された。当然だが、五十年の経歴を持つサー・フランシスが序文を書いている。

記念本は、熱心な個人の好奇心に駆られた研究から、産業化・制度化された活動まで五十年に亘るイギリス医学研究の発展を紹介している。一九四〇年代と五〇年代の初期論文の多くは個人の執筆である――現在では個人の「独創的な」研究論文はほぼなくなり、ほとんどが十人以上の寄稿者グループのものだ。個人主義の固まりの彼らは研究室の研究員ではなく、臨床医であって、言葉の本来の意味では素人である。記念特集に収められた論文には懐かしさと素朴な時代へのあこがれが滲み出ている。一九四三年の『ブリティッシュ・メディカル・ジャーナル』に掲載されたサー・フランシス・アヴェリー・ジョーンズの個人論文は、出血を伴う消化性潰瘍（胃・十二指腸）の最新治療を紹介している。サー・フランシスの時代の主たる治療は食事療法だった。「患者には二時間ごとに裏ごしした食事を与える」のである。食事の内容と期間がやや詳しく書かれている。「ミルク紅茶一杯、薄いトースト三枚、キイチゴのゼリージャム、スポンジケーキ」とある。患者は安心して彼に任せていた。特集には、セントラル・ミドルセックス病院のサー・アヴェリーの同僚で古い友人であるリチャード・アッシャーのミュンヒハウゼン症候群（虚偽性障害に分類される精神疾患の一種で、患者がもっともらしく劇的症状をつくる）に関する有名な論文も収められている。アッシャーは優雅で時には辛辣な随筆で有名だった。医学雑誌に見られる難文については、作家で医師、キャスターのマイケル・オドネルは「装飾過多の市立ゴシック建築」と譬えたが、一九五〇年代初めの無邪気な時代には『ランセット』のような雑誌でさえアッシャー風の文体の論文を掲載していた。ミュンヒハウゼン症候群は人為的な疾患である。治療の注目を引くために病気のふりをする。アッシャーはそれにドイツ人貴族のような名前をつけた。「有名なミュンヒハウゼン男爵のように、患者は常にいろいろな場所を旅する。患者の話は、男爵の話のように、ドラマチックでもあり、嘘でもある」。『ランセット』の読者は妙に心が動かされるルドルフ・エーリヒ・ラスペの『ほら吹き男爵の冒険（*Singular Travels, Campaigns and Adventures of Baron Munchausen*）』をよく知っていたということだろう。

イギリス科学は改革の先頭にいると評価されているが、実用化と商業化といういやな仕事に入るのを怠った。内視鏡の歴史がそれだ。ハロルド・ホプキンズはインペリアル・カレッジ・ロンドンが本拠の物理学者で、曲げやすいガラス繊維《グラスファイバー》で光学像を伝える方法を発見した。一九五一年にディナーパーティーでセント・ジョージ病院の医師ヒュー・ゲインズボローと出会い、この仕事を進めるように励まされた。ゲインズボローはホプキンズが光学専門家——ズームレンズの発明者——であることを知っていて、しなやかな内視鏡を開発してみたらどうかと勧めた。当時、内視鏡は曲がらず、視野がかなり狭かった。「挿管」——患者の喉から機器を通す——は危険で（咽頭や食道に穴をあける可能性がある）かなりの苦痛を伴った。一九五四年、ホプキンズは『ネイチャー』（最も権威ある科学雑誌）に論文を書いた。これは英国胃腸病学会五十周年記念特集号に収録されている。彼は

「ガラス繊維か、別の透明な素材の束から成る装置なので《ファイバースコープ》という用語が適切だと思う」と述べた。ホプキンズが試行錯誤を続けていると、産業パートナーが関心を持った。進取の気性に富んだバジル・ヒルショビッツという南アフリカ出身の胃腸病医が、サー・フランシス・アヴェリー・ジョーンズと親しくなってホプキンズのアイデアに気づき、一九六〇年に大手のＡＣＭＩ社（American Cystoscope Makers Inc）の資金提供を受け、ミシガン大学の二人の物理学者とともに光ファイバー内視鏡を初めて商業化した。ヒルショビッツは患者に内視鏡を通す前に自分で試した。英国胃腸病学会は内視鏡の革新に対して毎年ホプキンズ賞を授与している。

イギリスは内視鏡の商業化を米国と日本に譲ったが、日米両国は新技術の革新的応用を追究し続けた。一九七二年、ロンドンのセント・トマス病院の上級医局員だったピーター・コットンは、内視鏡で総胆管（総肝管と胆嚢管との合流部から十二指腸までを結ぶ導管）にカニューレを挿入し、染料を注入して行うX線導管撮影法に関する論文を『ランセット』に投稿した。胆石や癌による胆管閉塞はよくあり、痛みと黄疸が出る。この処置は「内視鏡的逆行性膵胆管造影（ＥＲＣＰ）」と呼ばれ、現在では普通に行われている。私も数え切れないほどやった。胆管閉塞の原因を調べるのはもちろん、胆石の除去や癌による閉塞にステントを挿入して取り除くのにも使われる。ＥＲＣＰ以前は患者には大手術が必要だった。コットンはこの技法の発案者ではなかった。彼は一九七一年に日本の胃腸病専門のオオゴシ・カズエイ医師のもとで三週間過ごし、手術法をイギリスへ持ち帰った。コットンは自力でイギリス国内にＥＲＣＰを確立し、第一世代の専門医を養成して国内と北米全土へ広げた。イギリスでこの方法を採用する者全員の前歴を辿ると使徒継承の形でコットンへ行き着く。この業績をもってしても、コットンがセント・トマス病院の医長に指名されなかったのは、確かにイギリス医学界が誇示を信用しなかった一例である。彼はその後ミドルセックス病院で地位を得て、それからサー・フランシス・アヴェリー・ジョーンズの世話になったことが回想録『光明の末の苦難（*The Tunnel at the End of the Light*）』で語られている。「ミドルセックス病院に転勤が決まったとき、アヴェリーは親切にしてくれた。ロンドンの典型的な会員制クラブ『ジ・アシニーアム』へ昼食に誘ってくれて、キジのローストと絶妙なボルドー産赤ワイン《クラレット》を味わいつつ、開業医の現状について話してくれた」。

消化性潰瘍は、五十周年記念特集号の論文の四分の一を超えるテーマだった。二十世紀初頭の二、三十年間は、成人男性の一〇パーセントが慢性消化性潰瘍を患っていた。当時はストレスが原因とされ、リチャード・アッシャーはこの説を「腕時計はヴィクトリア時代に比べて一般的になっているから、潰瘍が増えたのは腕時計のせいと言えるようなものじゃないか」とばかにした。潰瘍患者の多くは大手術をした。ベニス出身の名外科医テオドール・ビルロート（一八二九～九四年）は潰瘍手術をいろいろ開発し始め、この種の手術は二十世紀前半には腹部外科医がほとんど担当した。中には手術が「過激」で、かえって悪化した症例もあり、患者全員に「胃の障害」が出て羸痩《るいそう》や吸収不良に苦しんだりしたことがあった。

一九七〇年代初めには医学研究で医薬品産業の影響力が強まった。スミス、クライン・アンド・

フレンチ研究所のジェームズ（後にサー・ジェームズ）・ブラックは、一九七二年に『ネイチャー』掲載の論文で胃の中のヒスタミンＨ２受容体について解説しており、同論文は記念特集号にも収められている。この受容体は胃酸の分泌を調節している。ブラックは受容体をブロックして胃酸の分泌を減らす薬を開発した。シメチジン（スミス、クライン・アンド・フレンチ社の商品名は『タガメット錠』）は消化性潰瘍に効く薬物療法の第一号であり、いわゆる「大ヒット」薬の第一号だった。この成功は、後にさらに利益を生む大ヒット薬のモデルとなり、その莫大な利益から今日の世界的大製薬会社が誕生した。確かにシメチジンで潰瘍は治るが、必ず再発するので、患者の大半はいつまでも薬を飲み続けた。シメチジンは確かに前進ではあるが、治癒ではなかった。逆説的に、この限界が商業的成功の鍵であり、大ヒット薬の第一号になった理由だった。非常に多くの患者が数年間――数週間ではない――薬を服用するので巨額の売り上げとなった。スミス、クライン・アンド・フレンチ社は財を築き、サー・ジェームズ・ブラックは一九八八年のノーベル医学生理学賞に輝いた。サー・フランシス・アヴェリー・ジョーンズは胃腸病分野での五十年間の大躍進をお祝いしたが、他の分野の失敗を嘆いた。

この五十年間で驚くほどの進歩があったが、未解決の問題はまだ多い。臨床研究と診断、治療は大きく前進したが、残念ながら、消化性潰瘍、潰瘍性大腸炎、クローン病などの深刻な病気の原因はまだ突き止められていない。

サー・フランシスが記念特集号の序文を執筆したのは七十七歳だったから、文献に注目していなかったことをとやかく言えない。目を光らせていたら、一九八七年の五十周年に先立つ五年間にオーストラリアのパース在住のロビン・ウォーレン（病理学者）とバリー・マーシャル（胃腸病研修医）が、消化性潰瘍と胃炎はピロリ菌（Helicobacter pylori）が原因だとするいくつかの論文を発表したことに気づいたかもしれなかった。五十周年記念から二カ月経たずに『ランセット』はコルム・オウモレインを中心とするダブリンの研究者グループの論文を発表した。その論文で、ピロリ菌の除去で十二指腸潰瘍が治るだけでなく、決定的に――シメチジンとはちがい――再発がないと主張した。マーシャルとウォーレンは一年後に『ランセット』に再び論文を投稿し、同じ結論だった。当時は切開手術が必要だった症状の治癒のために一週間がかりで抗生物質の混合が試されていた。だから、世界中の胃腸病学界が一斉に認知的不協和を感じたかもしれなかった。最初は無視する者が多かったが、一九九〇年代初めになるとそうはいかなくなった。消化性潰瘍は、手術中心に発展してきた臨床的、学究的基盤が崩れ、外科医は他の部門に目を移した。

ヨーク郡立病院外科医のアーサー・ヘドリー・ヴィジックも一九八〇年代末まで生きていたら強烈な認知的不協和を体験したかもしれない。彼は一九四八年に『ランセット』に「根治的胃切除術（Measured Radical Gastrectomy）」と題する論文を発表し、一九三六年から一九四七年までに五百人の患者に施術した。慢性潰瘍患者の胃の二分の一から三分の二を切除する手術である。イギリス全土と外国からもヴィジックの手術の見学に訪れた。彼は一九四九年に外来患者の手術中に倒れ、五十一歳にして脳卒中で死去した。ヴィジックは長生きしなかったので、手術した五百人は抗生物質の投与で治ったかもしれなかったとは言われなかった。しかし、ピロリ菌物語は果敢な外部のオーストラリア人が一枚岩の医学界の挑戦を受けるという単純な話ではなく、胃酸分泌が前の世代の強い関心であったように、ピロリ菌は新たな医療産業の中心になった。いろいろな会議でピロリ菌が取り上げられ話題になった。マーシャルとウォーレンは二〇〇五年のノーベル医学生理学賞を授与され、食物連鎖などの関連部門が注目されて多額の研究補助金を獲得した。かつて胃酸分泌説一辺倒だった研究者はピロリ菌説に鞍替えした。ピロリ菌が発見されたときは、すでに消化性潰瘍は激減していて、ほとんどの潰瘍は、その頃は、ピロリ菌ではなく消炎鎮痛剤（アスピリンなど）が原因だと認める者はほとんどいなかった。ピロリ菌感染者の大多数は潰瘍を発症していない。潰瘍がない人への除菌は成果に疑問の余地がある。インドなどの発展途上国では国民の大半がピロリ菌に感染しているのに潰瘍はめったに見られない。心配ご無用。ピロリ菌楽団を乗せた車はコンセンサス会議が提唱する新しい独断的主張でおかまいなしに走り続けた。今朝、私がPubMed《パブメド》（世界の主要な医学雑誌に掲載された論文の書誌情報が調べられるデータベース）で検索すると、ピロリ菌関連は四万五百八十件あった。私は四万五百八十件中の一論文の共著者である。私は某都市の某団体の積極的な研究者から、セリアック病患者のピロリ菌感染者数調査への協力を依頼されたが、理由は、その人物がピロリ菌の血液検査を受け、私がセリアック病患者の血液を大量に保管しているというだけのことだった。疑問と言えるほどの疑問はなく、成果があったとは思わないが、結果の発表に及んだ。この論文は、いったん知識を得るとやたらと使いたがる科学の日和見主義の好例である。ピロリ菌とセリアック病は関係があるとするのに十分な生物学的理由はなく、疑問は臨床的、科学的に興味あるものではまったくなかった。それでも、論文は発表されたのだ。

英国胃腸病学会の論文集の多くは、今では信用に値しない研究ないし意見である。医学研究は世論に主導された体制順応型人間の活動である。(確実に直観に反する)答え(ピロリ菌)が大声でドアを叩いている現状で、いつまでも胃酸分泌の生理学にしがみつくのはどうかという迷いがある。マーシャルとウォーレンがピロリ菌を発見するかなり前は、胃中の菌についての論文が断続的に医学誌に載っていたが、酸の中では細菌は生き残れないだろうという理由で取り上げられなかった。劇作家アラン・ベネットは、かつて叔父のノリスが、関節炎はソックスを切るだけで治ると信じ込んでいたという話を書いた。抗生物質で潰瘍を治すという考えは、ノリス叔父さんの関節炎治療と生物学的に同レベルの話と医学界は考えたのだろう。こういう重要な発見の多くは――再び、ピロリ菌――予め構想を練った、資金潤沢な研究所の仕事よりも、心の準備ができた熱心な研究者によって偶然に発見されるものである。病気は変遷し、有効な治療はその病気(消化性潰瘍、結核)が消えかけたときにしばしば現れる。かつて刺激的だった新着想は、明日は王の中の王オジマンディアス(ラムセス二世)のように忘れ去られるだろうが、今日の胸躍る新しい着想は、明日の重苦しいコンセンサスである。一九八七年以降ビッグサイエンスが支配的となり、記念論文集は今や古風で無邪気に見える。

なぜこの五十年間で大躍進を遂げたのか。第二次世界大戦が技術革新を駆りたてたのである。戦後数年間で、医学と生物学研究は、とくにアメリカで驚くべき発展を遂げた。ヴァネヴァー・ブッシュの一九四五年の報告書「科学——無限のフロンティア（Science: the Endless Frontier）」は生物医学研究の行動計画を策定した。マサチューセッツ工科大学（ＭＩＴ）工学部長だったブッシュは、一九四〇年にルーズベルト大統領が設置したアメリカ国防研究委員会（ＮＤＲＣ）の委員長を務めた。ルーズベルトは戦うために科学が極めて重要との認識から、得られた教訓を平和時の科学発展へ応用しようとした。ブッシュ報告は「基礎」研究と政府支出の重要性を強調した。これによって大学の科学研究が大幅に拡大し、政府支出は一九六〇年代には一九四〇年代の十倍に増えた。それまでは主に教育機関だった大学が科学研究の主体となった。「基礎」科学への集中は全般的に歓迎されなかった。偉大な疫学者で臨床医のアルヴァン・ファインシュタインは一九八七年にこう書いている。「研究の方向づけが変わった。臨床科学はその臨床という原点が切り離されて目標が『基礎医学』になり……臨床現象とのはっきりした関係はたいてい何もなかった」。

イギリスでは国民保健サービス（ＮＨＳ）の設立後に医学は大きく拡大し、ハマースミス病院の王立大学院医学部（ＲＰＭＳ）のような研究目的の教育病院ができた。一九四四年の医学教育に関するグッドイナフ報告は「すべての医学校を大学医学部にすべきである」と勧告した。これで大学医学部のポストが劇的に増え、新たに五十もの臨床教授職が誕生した。戦後、王立大学院医学部はイギリスの医学研究の計画を策定した。そこの医長は個人診療に従事できず、基本的に常任の臨床研究者だった。臨床研究は、当時、官僚制度の制約がなかった。これにはマイナス面があった。多数の患者が虐待された――モルモットに使われたことを知らず、純粋に研究目的で、当人の知らないうちに同意なしに侵襲性の危険な処置が行われた。サー・ジョン・マクマイケルは戦後二十年間ハマースミス学校の校長だった。彼は今日では通常処置の心臓カテーテル法と肝生検の技術を開発した。一九五〇年代初めに、当時ハマースミス病院の医局員だったアレックス・ペイトンは、日記にその懸念を吐露した。「ハマースミスの誰もが、必ずしも当人のためにならない実験台に使っている……病床は医学研究室の別館に過ぎなかった」。内科医モーリス・パプワースは一九六七年に著書『人間モルモット（*Human Guinea Pigs*）』でこうした非倫理的な慣行に国民の注意を向け、そのために医学界から追放された。高齢の心臓病患者へのマクマイケルの心臓カテーテル法の実験について、パプワースはこう書いた。「救いと同情、優しさをもっとも必要とする人たちは、今なお重病人であり、死にそうな者と高齢者はとりわけそうだということを医師は時々忘れることがある」。シェイラ・シャーロック教授（後にデイムの尊称を授与）はハマースミスでのマクマイケルの愛弟子で、後にロイヤルフリー病院の内科教授になった。彼女も患者への接し方を改めなかった。『ブリティッシュ・メディカル・ジャーナル』のシャーロックの死亡記事は「良識や患者の感情に対する配慮はほとんどなかった」だった。パプワースは一九五五年に『ランセット』に書簡でシャーロックの「悪辣な実験」に言及し、イギリスの教育病院は「臨床医のふりをした残忍な生理学者たちに支配されている」と述べた。同誌は公表を避けた。

シェイラ・シャーロックの愛弟子――後にライバル――のロジャー・ウィリアムズは、キングズカレッジ病院に後に国内最大となる肝臓病棟を立ち上げた。ケンブリッジのアデンブルックス病院外科医のロイ・カーンと協力してイギリスでの肝臓移植を確立した。二人は一九六九年に『ブリティッシュ・メディカル・ジャーナル』に初期の十三人の移植の結果について論じた。十三人の中で四カ月生存は二人だけだった。四人は術後三十六時間内に死んだ。この時点で多くの医師は諦めたが、ウィリアムズとカーンは続けた。身体の免疫システムを抑制する新薬で拒絶反応を防ぐ方法を会得した。移植手術前後の手当てを工夫した。どの疾患に移植治療の効果があるかを見極め、患者の選定を改善した。肝移植は現在では成功率が高い通常医療であり、イギリス国内の数カ所の病院で行われていて、患者の大多数は生存している。『ブリティッシュ・メディカル・ジャーナル』がいま死亡率の数字のある論文を公表しようとしたら、関係する医師は病院経営幹部からやめるように言われ、医事委員会（GMC）に出頭することになるだろう。

イギリス医学界はNHS設立に反対し、アナイリン・ベヴァン〔労働党議員〕は病院の医長らにそれとなく協力を求めた。ベヴァンは個人診療を許可し、優秀賞と称する奨励金も導入した。一九四八年から一九七〇年代末のころまで、医長は、今日の四面楚歌の医師には夢でしかない職業上および学問上の自由を享受した。ピーター・コットンは一九七〇年代半ばの同僚たちの優雅な生活ぶりを述べている。「多くの同僚の医長たちは、ほとんど自分の診療所で過ごしているらしく、二週間に一度お抱え運転手の車でミドルセックス病院に出向き、回診に就き、病棟の看護師長とお茶を飲む」。大部分とはいわないが、多くの医長はハーレー街〔ロンドンの医者の街として有名〕と看護師長とのお茶に満足していたが、熱心な者は自由に思い通りのことができた。コットンはミドルセックス病院の年長の同僚ピーター・ボールを次のように称えた。

彼は毎週二日の病院勤務で、一日はキューガーデンでランの分類を見直し、一日は自分の診療所で働き、一日はロンドン動物園でヘビと寄生生物の研究をしていた。寄生虫研究のために度々アフリカへ行き、寄生虫を自ら呑み込んで持ち込んだ。

イギリス医学の威信は第二次世界大戦後の三十年間に急上昇し、研究は明白かつ劇的に有効な治療法を生み出した。医長——主に大教育病院が本拠——はほぼ完全な職業上および学問上の自由を享受していた。経営者にも国民にも対応しなくてよかった。彼らのとっぴな行動と科学的情熱は寛容に受け止められたばかりか積極的に助長された。ピーター・コットンが語ったように、彼らの多くは儲けるために自由を乱用したが、コットンの同僚のピーター・ボールは——コットン本人も——より崇高な野心を追及した。コットンは、規則上はまだ研修医（上級医局員）だったときに重要な新技術の内視鏡的逆行性膵胆管造影（ＥＲＣＰ）を確立した。一九八〇年代半ばには世界的に有名になり、世界中から多くの医師がミドルセックス病院にＥＲＣＰを学びに来た。しかし、彼はＮＨ

Sの不評を買った。病院は毎年決められた予算で運営しており、若いスター胃腸病医の名声にも、彼が引き寄せる多数の海外研修員にも感心せず、一度彼に「来年は処置数を二五パーセント減らすように」と文書で通告した。我慢の限界は、病院側が「患者が増えると食事・入浴費がかかるので」今後は海外研修員が病棟で働くのを認めない（無給でも）と通告したことだった。一九八六年にコットンは米国ノースカロライナ州のデューク大学の内視鏡検査主任に任命され、終生アメリカで医療に従事した。

医学界の勢力は教育病院の貴族臨床医――サー・フランシス・アヴェリー・ジョーンズのような医師――から徐々に新しい研究者たち、すなわちビッグサイエンスの特権階級へ移っていった。一九九七年に歴史学者ロイ・ポーターは次のとおり書いた。

> 今日、誰でも一人や二人の移植外科医の名前は知っているが、医学界の実力はノーベル賞受賞者、有名医学校の校長、そして数十億・数百億ドル規模の病院複合企業体《コングロマリット》役員会と健康医療団体、医薬品会社の手中にある。

大教育病院は、今日、管理職によって運営され、医長は一九八〇年代半ば以降劇的に数が増えたが、集団でも、個人でも影響力はない。医師は男女ともいまだに勲章を授与されるが、主に学界の長老と委員会の男女に授けられる。私は二〇一四年にマンチェスターで開催された英国胃腸病学会に出席し、それが最後となった。貴族臨床医の姿はなかった。代わりに士気阻失のスタハノフ労働者〔著しく生産性の高い労働者。一九三〇年代の旧ソ連で英雄に祭り上げられた「アレクセイ・スタハノフ」に因む〕の集団がいたが、彼らの中にアシニーアム・クラブでキジのローストと絶妙なワインの昼食をしたことがある者は一人もいなかった。黄金時代は過ぎ去ったのだ。

第四章　悪しきビッグサイエンス

医学研究の専門化と産業化、グローバル化は、一九八七年の英国胃腸病学会五十周年当時でもかなり進行していて、二〇〇〇年代には完成していた。一九五〇年代から一九九〇年代は、多くのNHSの教育病院の医長は正式な役職はなくとも重要な研究を行っていた。二〇〇〇年代になるとすべてが変わった。リバプールのアルダーヘイ病院事件（病院で死亡した小児の内臓が、両親の承諾なしに研究用として院内に保存されていた）の結果、研究については事務局が役所の窓口となった上で、専任の研究者以外は行えない規則になった。サッチャー政権時代の医療改革で病院の医長は力を失い、今では臨床現場で経営側の言いなりになっている。仕事が多すぎて研究に割く時間がないのだ。医学界の特権階級はこれまで以上に病院から姿を消した。医学教育は専門家が受け継ぎ、研究者は助成金申請と委員会の仕事に専念できた。医療と産業の境界線がほとんど見えないくらいぼやけてしまった。

「ビッグサイエンス」という新語の発案者は物理学者のアルビン・ワインバーグであり、それは研究所で、潤沢な資金で大規模に実施され、強大な力を持つ準封建的な学問的管理統制主義者の監督下に行われる科学のことである。研究産業は巨額の公的資金を集め、経済成長の原動力として政治家や産業界へ売り込んでいる。分子生物学者は、自分の仕事と実際の患者との関連性を強調して「研究から臨床へ」という大げさな常套句をしばしば使う。この種の研究は一九八〇年代末から急成長してきたが、黄金期に比べると患者への裨益《ひえき》はさほど見られず、ぱっとしない。ビッグサイエンスの特権階級は、常套句がむなしく聞こえるほど臨床の前線から消えてしまっている。基礎科学モデルは一見もっともらしい。これは、身体は精巧な機械であるとするデカルト派の心身二元論に基づいている。病気は機械の故障なのだ。病気を治すにはまず機械の働きを理解しなければならない。二〇〇三年のジョン・ヨアニディスの研究はそんな「機械的な」研究の限界を示している。ヨアニディスはギリシャ系アメリカ人で、スタンフォード大学医学部教授であり、「メタ分析《リサーチ》」すなわち、研究の研究という新分野を打ち立てた。彼と妻のデスピナ――小児科医――は一九七九年から一九八三年にかけて基礎科学の雑誌の最高峰（『サイエンス』、『ネイチャー』、『セル』など）に発表され、いずれも臨床応用があると主張された基礎科学の発見百一件を調べた。二十年後、これらの技術のうち二十七件が臨床試験され、その結果五件がマーケティングを許可され、その中で臨床上有益だとされたのは一件のみだった。

今日、人が死ぬ病の原因のほとんどは老化か、老化に関係がある。私たちは摩滅するのだ。現代では、人が死ぬのは認知症や心臓病、卒中、癌であって、天然痘やスペイン風邪ではない。医学は若年の重篤な患者の命を救えるが、これらは稀な割には目立つ。ビッグサイエンスモデルのもう一つの欠点は、治療のために医療のドアの前に置かれた大量のものは機械の故障とはまったく無関係だということだ。開業医の仕事の多くは、病気ではなく、生きる上での問題、つまり、さまざまな悩みへの対応である。私の外来患者の五〇パーセント以上は過敏性腸症候群などの心因性症状があり、分子生物学者には解明や治療はできない。人間は常にストレスと悩みを抱えているが、避けられない人生の浮沈を医療問題に差し替えたのは二十世紀に入ってから（少なくとも富裕国の国民については）である。

医学はまだ躍進する必要があるのか。研究はまだ価値があるのか。医学は「若年の死」を防ぐべく最善を尽くすべきである。私は八十歳未満と決めつけるつもりはない。もっと重要なのは、痛みと苦しみ、障害をなくすことである。だが、苦痛を和らげる優れた方法が分子医学から現れるとは思わない。研究の核心には哲学的、倫理的、そして実存的逆説がある。死は病気、老い、そして身体の衰弱から必然的に生じる。研究の目的はこれと「闘う」ことだが、人間存在の内奥では、死は避けられないだけでなく、「よし」ともする。それでは、なぜ、この勝てない無用な闘いを続けるべきなのだろうか。「若年」死は激減していて今では稀である。私たちの大半は八十歳、九十歳まで生きられるのだ。それ以上の長生きは見当違いで危険である。二十世紀に寿命が劇的に伸びたことは、あまりに新しく、劇的なので、私たちは種として対処法を学んでいない。

それでは、医学研究は何をすべきか。ビッグサイエンスのモデル――「原因」を突き止めて「治療」を見つける――を応用すべき病気もある。たとえば、クローン病（慢性炎症性腸疾患）は、主に若年患者層に長期にわたり障害を引き起こし、危険な免疫抑制薬を使う半永久的な治療が必要になる。治療は紛れもなく恩恵となるだろう。だが、研究は、残念ながら、人類の苦しみは救えないだろう。老いと死のことだ。老いと死は永遠の真実だが、私たちはなぜか医学にこの謎の解明を期待する。医学は先進諸国ではほとんど健康に貢献しておらず、今日不健康に追いやるのは主として貧困と無教育、窮乏であると疫学や公衆衛生の医師らは言うだろう。これはほぼ間違いない事実である。二十世紀半ばには、予防接種と抗生物質が寿命を延ばすのに大きく貢献したけれども、医療は、今日、人々の健康に直接的な影響をほとんど及ぼしておらず、一割程度のわずかな違いにしかならない。さらに、研究で証明されたことが公平に、論理的に適用されていたら医療は変容していただろうと説得力のある主張をした者がいた。

ビッグサイエンスは期待に応える輝かしい成果を上げていないのに研究資金の大部分を使い尽くしているので、もっと有益な研究は資金不足にあえいでいる。なぜこのモデルは失敗なのか。私の研究体験から言えることは、ビッグサイエンスは本来の着想より、むしろデータ収集に資金が提供されてきた。生物物理学者のジョン・プラットは一九六四年に『サイエンス』にこう書いた。「私たちは測定のことや『科学の殿堂にレンガを一つ積む』ことになる小さな研究のことを得々と語る。そういうレンガならレンガ工場の中にごろごろしている」。ビッグサイエンスのもう一つの限界は、予想外のことは何一つなく、研究は〈計画どおり〉というその前提であって、多くの科学的大発見（ペニシリン、ピロリ菌など）は予想外の偶然の発見だった。

医師で論客のブルース・チャールトンは、現代の医学研究の文化はかなり体制順応型なので、独創的な人間は、そういう環境ではもはや成功できない。科学は知性と創造性を犠牲にして辛抱強さと社交性を選んだと述べている。

現代科学は頭脳優秀で創造力豊かな人たちを引きつけ、繋ぎ止め、あるいは動かすにはあまりにも退屈である。とくに、独自の研究を選ぶ前に十年、十五年、あるいは二十年も卒後「研修」が必要とされることは、自信とやる気にあふれた人間の気概を失わせるのに十分だ。それに、創造活動の使命感に燃える人たちを完全に排除している。十年、二十年の「研修」後でさえ、もっとも科学的らしい見通しは科学的重要性ではなく、助成金がもらえそうなテーマの研究を選ぶか、さもなければ、他者の研究集団の歯車の一部になることである。どちらにしても、他者の問題を研究することになる――自分自身の問題ではない。真面目なインテリが、どうしてそんな職業を目指したいと思うだろうか。

チャールトンは、現代の医学研究は、下で働く多数の専門家たちの調整と協力が必要な集団活動であると述べた。「チームの一員」として働くことが基本的特性なのである。優秀な科学者は

「チームの一員として浪費される。優秀な科学者は天命として科学を追究するから一匹狼になるしかない」。たとえば、チャールズ・ダーウィンはだいたい自宅で、一人で仕事をし、大学の職や助成金もなかった。働かなくても暮らしていけるだけの財産があり、好奇心を刺激するテーマだけを研究した。

ビッグサイエンスには大きな、悪しき秘密がある。うまくいかないのだ。それは歪んだ動機と出世主義、商業化が組み合わさっているからである。悪しき科学の誘惑はなにも新しいことではない。アメリカ人社会科学者のドナルド・キャンベルは、一九七九年に自身の名を冠した法則（キャンベルの法則）を考えついた。「もし研究者の動機が論文発表数を増やすことにあるなら、厳密に調査研究をするよりも、発表可能な結果をなるべく多く出すために研究方法を変えるだろう」。医療統計研究者のダグラス・アルトマンは一九九四年に『ブリティッシュ・メディカル・ジャーナル』に「拙劣な医学研究の恥辱（The scandal of poor medical research）」と題する論説を投稿した。この論説は同誌の最も栄誉とする論説として二〇一五年の読者賞を受賞した。アルトマンは医学界の誰もが知っていることを明確に述べたにすぎなかった。

端的に言えば、質の悪い研究が出てくるのは、その研究をするほどの技術がないのに、昇進のためには必要と感じ、それを誰も止めないからである。研究の道を進もうが、進むまいが、医師はたいていいくつかの論文を発表するのが目的で研究している。……多くの医学研究の拙劣さは広く知られているが、困ったことに医学界の指導者は問題意識が低いらしく、解決への明確な努力をしていない……ここでの問題は統計数字などではない。むしろ、科学研究の基礎となる基本原則を尊重しないというもっと基本的な失敗であり、これが「発表か死か」の風潮と相俟って……数は少なく、質の高い、正しい理由で行われる研究が必要である。

ここ数年、ビッグサイエンスはいわゆる「再現性の危機」に関心を寄せてきている。ほとんどの研究結果は、その正しさを確かめようとしても決して同じ結果にならない――再現されない――のである。ほとんどの「ポジティブ」研究は、さらなる精査に耐えるかどうかを調べると同じ結果にならない。たとえば、心理学の研究では、同じ結果が出るのは全体の一パーセント以下である。王立協会――世界最大の科学協会――はライン上のオープンアクセス誌『Royal Society Open Science』を有し、二〇一六年にポール・スモルディノ（カリフォルニア大学）とリチャード・マケレス（ライプツィヒのマックス・プランク研究所）両名による「悪しき科学の自然淘汰（The natural selection of bad science）」と題する論文を発表した。二人はダーウィンの自然淘汰説を参考に、ビッグサイエンスは多くの逆効果をもたらす奨励措置に駆り立てられて悪しき研究を生んでいると述べた。科学界での出世は論文発表数の多寡で決まることが多く、論文の総数、そして他の研究者による引用件数が基礎になっている。この指標があるため科学者は質より量を重視している。新しい科学論文の数は幾何級数的に増えているのだ。全世界では九年毎に倍増している。増加のほとんどは歪んだ誘因が背景にある。『ランセット』の編集者リチャード・ホートンは「問題の一部は正しい方向へ導こうとする者がいないことにある」と書いた。

新しいタイプの生物医学研究者は、自分の研究を売り込むのに忙しい。真の科学者は――ハリー・コリンズのような粒子波動物理学者たち――口が重く、控え目で、人前に出たがらず、疑問と不確実性をいっぱい抱えており、医学研究に群がる顰《しか》め面の金の亡者とはちがう。スモルディノとマケレスはこう嘆いている。

一九七四年から二〇一四年までの『PubMed』の要約に「革新的」、「草分け的」、「新しい」などの用語の出現頻度が二五〇〇パーセントを超えた。過去四十年間で個々の科学者が二十五倍も革新的になったようには見えないので、この言語進展は目新しさへの圧力の高まり、もっと一般的に言えば、他人より目立ちたいことの反映と結論づけするしかない。

「長い履歴書を作成しようとする誘因はとくに科学界の仕組みに特定の影響を及ぼす」。雑誌は「ポジティブ」な結果を求めがちだ。これが研究方法と統計数字に高い擬陽性率を引き起こす要因になる。偽陽性の出版物の大多数は故意に騙すためではなく「pハッキング（p-hacking）」をするためである――有意なp値がみつかるまで生のデータを統計ソフトに入力することであり、普通に行われている（「p」はprobability《蓋然性》の頭文字。p値〇・〇五は、偶然に結果が生じる蓋然性は二十分の一のことであり、p値〇・〇一は百分の一といった具合。p値〇・〇五は統計的に「有意」な最低水準とされる)。「pハッキング」は「データの歪曲(data torture)」とか「データの浚渫《しゅんせつ》(data dredging)」とも言われている。何が行われるのか。スモルディノとマケレスは楽観的になれない。

制度の変化は大規模な調整が必要だから実行が難しく、早い段階で変化を受け入れる者には高くつく。しかし、科学の一貫性を確実にするにはそういう変化が必要である……思い切って言えば、選択圧(淘汰圧)を変えることで適応度地形をすっかり変えることである。成功のための誘因のことである。これはかなり困難だろう。

ビッグサイエンスはその大問題を認識し、解決に努力している――または、努力しているように見えることが重要なことは分かっている。二〇一五年四月、医学アカデミーとウェルカム・トラスト(医学研究支援等を目的とする公益信託団体)、英国医学研究審議会(MRC)、バイオテクノロジー・生物科学研究協議会との協賛により、ロンドンのウェルカム・トラストで会議が行われた。これは「生物医学研究の再現性と信頼性に関するシンポジウム」と呼ばれ、よくある会議のようだが、医学研究が方向を見失っているという誰もが認める事実について意見交換する初めての真剣な試みだった。会議は半秘密扱いで、出席者にはチャタムハウス(王立国際問題研究所)規則に従うことが求められた――つまり、参加者は自由に情報を使用できるが、発言者や当人の所属先は明らかにできない。とくに政府機関関係者は引用されるのを懸念した。リチャード・ホートンは会議直後に自身の雑誌に書いた。「なぜ保秘と出所を明示しないことにこだわるのか。それはこのシンポジウムが――生物医学研究の再現性と信頼性に関する――今日の科学で最も微妙な問題の一つに触れたからだった。つまり、人間の最大の産物の一つで何かが道を誤っていると考えている」。

会議の概要文書は、非再現性の理由は一つではないと結論づけた。会議が指摘した要因は主に次のとおり。(一) pハッキング。(二) HARKing (Hypothesising After the Results are Known の略) ――データを分析して結果を見てから、それに見合う仮説を立てる。(三)「有意」な結果を得るまで研究を発表しない。(四) 統計的検出力の欠如、すなわち、選別対象が非常に少ないために効果が本物かどうか判断できない。(五) 技術上の誤り。(六) 実験方法の説明が不適当で、他の研究者が再現できない。(七) 不十分な実験構想。会議参加者は「競争の激しい環境、および、目新しさと有名科学誌への発表が重視されるという文化的要因も一部にあるかもしれない」ことを認めた。これらすべてをどう調整するのか。ウェルカム・トラストでの会議に出席した著名な科学者たちは「研究方法に関する科学教育を深める」、「助成団体への適切な注意義務」、そして「公明正大さと透明性を高める」といった凡そありきたりの提言を行った。

悪しき誘因があまりに多く、医学研究で完全な詐欺が横行することは避けられない。データ改ざんを認めた研究者は二パーセントにすぎないが、実際の数字はもっと大きいだろう。『リトラクション・ウォッチ（Retraction Watch）』というサイトは、不正や偽造を理由に著者が撤回、ないし辞退した科学論文を追跡している。日本人麻酔医のフジイ・ヨシタカ氏はそういう論文が百八十三件で同サイト告知板の最上位にある。一般の人々は科学の不正にはとくにショックを受ける。一九八一年にアル・ゴアが科学の不正について議会で調査したとき、歴史学者のダニエル・ケルブズは「ゴアをはじめ多くの人々にとって生物医学における不正は聖職者の男色に匹敵する」と述べた。ほとんどの医師は科学上の不正に出くわしたことがあるが、それほどショックを受けていない。私がかつて働いた病院では、ある研究者のデータ偽造は病院内で公然の秘密になっていた。彼の「研究」はいくつかの有名誌に発表されていたのだ。友人の同僚がそれらの論文の共著者になっていた。私が彼に研究者のやり方について話をすると、肩をすくめただけだった。意図的な不正——いわゆる「科学的ポルノグラフィー」——は実にひどいが、出世主義、利権、自己欺瞞、そして、数多くの悪しき科学を生む歪んだ誘因に比べれば問題はまだ小さい方である。研究者は、発見されにくい別の方法で同じ結果が出せるときは、一般に、非常に慎重かつ巧妙に意図的な不正を行う。

医学雑誌はこの問題に組み込まれている。私が医師になった当時、誠実で真面目な医師は医学全体の発展にも、専門にも、遅れずについていった。有名な医学雑誌（『ランセット』、『ブリティッシュ・メディカル・ジャーナル』、『ニューイングランド・ジャーナル・オブ・メディシン』）と、専門二誌ぐらいは読んだ。当時これらの医学誌は「モーセの石板」のごとき威光があった。それ以降、幾何級数的に急増した生物医学研究は発表の場が必要になり、それが科学雑誌だった。現在、科学雑誌の権威はインパクトファクターという指標に基づいている。雑誌に掲載された論文のその年の引用回数で計算される。たとえば『ニューイングランド・ジャーナル・オブ・メディシン』のインパクトファクターは七二・四、『ランセット』は四四、『アイリッシュ・メディカル・ジャーナル』は〇・三一である。医学界の実績は引用回数やh指数（h-index）（論文の掲載数と引用回数）のような指標で判断される。どうしても研究者はこういう指標の不正工作をする。グッドハートの法則（イギリス人経済学者の名前をとる）によれば、政策担当者がある変数を政策目標にした途端、それは計測可能な現象や事象を捕らえる能力が急速に失われる。新しい指標の採用は「高得点を得ようとする態度や歪んだ誘因へ、また、意図しない結果へ導く」。カリフォルニア大学デービス校の法学および科学技術教授のマリオ・ビアジョーリは、個々の研究者と研究所がインパクトファクター、引用索引、そして、ランキングなどの計量書誌指標をどのように悪用するかの分析にこの法則を引用している。不正工作はどんどん巧妙になっている。新たな手口は研究者向けに、論文を学術誌に送るときに「論評者」になり得る人物らの嘘のメールを提供している（雑誌社がすべての論文を各分野の専門家に送って批評してもらうのを「査読」という）。論文の作者は嘘のメールアドレスで賛辞の論評を雑誌社へ送るので、論文は掲載の可能性が強まる。大学によっては——もっぱら新興諸国の——研究者は引用指数を上げるため私的に研究所の他の研究者の仕事を引用する義務がある。ビアジョーリはこう結論づけた。「大学側の監査——指標、インパクトファクター、引用統計そして、ランキングへの拘り——はこの新しいかたちの悪事を奨励するだけではない。それを可能にするのだ」。

第二次世界大戦後の数十年間に生物医学が急発展すると、新研究の発表の場となる科学雑誌の数も急増した。科学雑誌の全世界的な収入は百九十億ポンド（約二兆八千億円）もあり、その規模はレコード産業と映画産業の中間あたりに相当する。科学雑誌業の売上高は、技術系大手企業のどこよりも大きい。二〇一〇年のエルゼビア社〔アムステルダムが本拠の国際的出版社。学術誌を多数発行〕の収入は二十億ポンド（約三千億円）で、純利益が七億二千四百万ポンド（約一千六十億円）、利益率は三六パーセントと発表した。これらの会社のビジネスモデルは実にすごい。製品（科学論文）はただで手に入り、購買者は主に政府が助成する研究所と大学である。二〇一七年の『ガーディアン』に掲載された優れた論評「科学雑誌出版業の驚異的な高収益は科学にとって悪ではないか」でスティーブン・ブラニーは次のとおり述べた。

まるで『ニューヨーカー』や『エコノミスト』が記者たちに無給で記事の執筆と編集をさせて、支払いは政府に任せているようなものだ。部外者はこの状況に不信感を抱きがちである。二〇〇四年、議会の科学技術委員会による同産業に関する報告は「従来の市場では、供給者には提供する商品の代価が支払われる」ものであると冷淡に述べた。二〇〇五年のドイツ銀行の報告は「奇妙な」「三重払い」制に言及し、そこでは、「国が研究の大半を助成し、給料を支払って研究の中身をチェックし、出版物のほとんどを購入している」。

この無敵ビジネスを創業した人物がロバート・マックスウェルである。当時チェコスロバキアだったヤーン・ホッホで生まれ、第二次世界大戦中にイギリスの官吏に変身し、大富豪「ロバート・マックスウェル」になった。戦後まもなく、イギリス政府は、イギリスの科学は急発展しているものの、科学雑誌はみじめな現状であると判断した。政府はバターワース出版社と、営業技術が優れていると思われるドイツのシュプリンガー社を組ませることにした。このとき、マックスウェルはシュプリンガー社の代理人としてイギリスへ科学論文や記事を発送していた。バターワース社の重役らはマックスウェルのことを知っていて、彼と元スパイでオーストリア人の冶金学者ポール・ロスバウトを雇用した。一九五一年、マックスウェルはバターワースとシュプリンガー両社の株を買収してペルガモン社という新会社を設立した。ロスバウトは、新雑誌は戦後の科学ブームから生まれたすべての研究を受け入れようと考えた。彼は著名な学者たちに、彼らの研究分野には新しい雑誌が必要だと説得すればいいと簡単な名案を思いつき、その後その学者たちを編集員に就任させた。マックスウェルは科学者たちをオックスフォードシャーの豪邸「ヘディントンヒル・ホール」に招待した。学者らは簡単に誘惑にのった。一九五九年、ペルガモン社は四十誌を発行し、一九六五年には百五十誌に増えた。

このビジネスにはほぼ限界がないとマックスウェルは判断した。ワトソンとクリックによるDNA二重らせん構造の発見後、未来は生物医学にあると確信した。彼はこのビジネスを「永遠の資金調達装置」と呼んだ。科学雑誌とする方針が定まり、その過程で、研究者は編集員のお眼鏡にかなう研究、とくに『セル』、『ネイチャー』、『サイエンス』などの新しく、華やかで、影響力の大きい基礎科学雑誌が奨励された。一九九一年のマックスウェルの謎の死後――所有するヨットからの転落死――ペルガモン社とその四百種の雑誌はエルゼビア社に買収された。一九九〇年代末になるとインターネットの登場でこれらの会社は時代遅れになると予想されたが、エルゼビア社は新たな現実に適応し、夥しい数の雑誌の電子化を行った。二〇一五年、『フィナンシャルタイムズ』はエルゼビア社を「インターネットで死ななかった会社」と称した。ロバート・マックスウェルは、一九八八年に、将来は印刷費も配送費もかからず、ほぼ「純益」をもたらすコンピュータ時代を生きる一握りの巨大な科学誌出版社しか残らないだろうと正確に予想した。

マックスウェルは、実に破廉恥なハゲタカ雑誌社に感心していただろう。こうした会社は十年ほど前に、どこでもいいから論文を発表したい研究者の必死の思いに応えて登場した。執筆者が金を出すなら何でも掲載した。今日、この種の出版社は八千社あるとされ、毎年四十二万件の論文が世に出ている。私はこういう会社から寄稿、あるいは、編集委員会の一員にならないかとの誘いのEメールを毎日のように受ける。この新産業が好況なのは科学雑誌が研究者を支配し、医学研究が広く普及していることの結果である。誰もハゲタカ雑誌は読まないが、「名の通った」雑誌の記事もほとんど読まれない。発表された記事の半数は引用されていない。一九九一年から二〇〇四年まで『ブリティッシュ・メディカル・ジャーナル』の編集をしていたリチャード・スミスは、医学雑誌の出版社は辛子製造会社のようなものだとからかった。まず使うことのない材料で儲けているそうだ。

「ちゃんとした」雑誌に投稿された論文は外部の査読に回される。この手続きには欠陥があるというのが現在のところ一致した意見である。その結果、論文の大半は多少とも信望の厚い所へ集まる。自分の論文が断られたら、他の雑誌へ送り、論文が載るまで送り続ける。『アメリカ医師会誌(JAMA)』の副編集長ドラモンド・レニーは次のように述べた。

断片的な研究、つまらない仮説、偏見が過剰で利己的な文献の引用、下劣な下心、不手際な手法、不正確かつ曖昧で矛盾する結論の提示、自己都合の分析、堂々めぐりの議論、軽薄・不当な結論、文法や統語法がお粗末で出版に耐えない研究があるようだ。

多くの研究者が科学誌に正面切って抵抗している。すべての研究は、監査できる全データとともにオンラインで公表されるべきだという。同様に全検査調書と全検査の記録も公開されるべきというのだ。さらに重要なことは、検査計画は精査されるべきで、検査が有益で真の疑問に答えられると判断できる基本要件を満たす必要があると主張する。「Welcome Open Research and F1000Research」〔F1000とビル&メリンダ・ゲイツ財団、オープンアクセス出版のためのプラットフォーム〕のような新機軸は、学術雑誌に対し、研究者は雑誌でなくても論文を発表できることを示している。エルゼビア社は、雑誌時代は終わりに近づいているとの結論を出した。彼らは現在「ビッグ・データ・カンパニー」という「研究所や専門家による科学の発展と医療の前進、業績の改善を支援する世界的な情報分析ビジネス」として存在している。エルゼビア社は、現在は、研究者向けソフトウェアのような出版サービスを販売する唯一の会社となり、フェイスブックやグーグルの競争相手になろうとしている。リチャード・スミスはこう警告した。「エルゼビア社は世界中の科学者――必需品、要求、願望、弱点、そして、購買パターン――について他のどこよりも詳しくなるだろう。利益はそれらのデータと情報から生まれる。フェイスブックの利用者は顧客でもあり製品でもあるので、科学者はエルゼビア社の顧客にも製品にもなるだろう」。だが、反撃はすでに始まっている。スウェーデンとドイツの大学はエルゼビアの購読を止め、また、ウェブサイトSci-Hub《サイハブ》では六千七百万件の研究論文へ無料でアクセスできるので、エルゼビア社は同サイトを訴えた。欧州委員会は二〇二〇年までにすべての科学出版物への完全な無料アクセスを求めており、ＥＵ全体での無料の科学出版の基盤開発へ向けた入札を行っている。科学情報閲覧の研究者ジョン・テナントはこの動きを「公的資金を民間へ向けさせる新手口」と批判している。この問題の唯一の善処法は、科学界の主導で発表方法を管理することだと多くの者が考えている。

ジョン・ヨアニディスは、歪んだ誘因、およびスモルディノとマケレスの言う自然淘汰は、その成功が独創性や新発見にではなく、助成金の額や博士課程の学生と博士研究員《ポスドク》の使用回数を測定の尺度とする新種の管理統制主義者・科学者を生み出したと述べている。

もちろん、助成金の獲得が上手な者の中にも優れた科学者はいる。しかし、彼らは押しが強く、強欲で、打算的な管理者の大きな割合（いろんな場所で大多数）を占めてもいる。彼らは非常に頭がよく、自己防衛的に行動する。不確実な時代に自分たちの研究基盤を守ろうとするのだ。だが、私は不思議に思うことがある。適者選択からどんな怪物が生まれたのだろうか！私たちは、財源の増やし方と自分の研究促進に役立つＰＲの仕方、大袈裟にして自己批判を手控える方法を学ぶよう声援を送っている。これが二十一世紀の私たちの科学の英雄である。

ビッグサイエンスとビッグファーマ（巨大医薬品産業）はかつてないくらい接近している。驚くことに、これを利害の対立とか、科学の一貫性への脅威と見る医学研究者はほとんどいない。研究者の多くは誰かがこの「協力関係」を疑問視するのではないかと気にしている。イギリスの製薬会社はケンブリッジのアデンブルックス病院のような名門医学研究所に隣接して設置するようになった。アメリカのクリーブランド・クリニックなどの大医療センターは医療スタッフに業界との協力を薦めている。イギリスの製薬会社ＧＳＫ（グラクソ・スミスクライン社）は二〇一六年に研究者をＧＳＫ研究所所属にするための上級生物医学者向け「免疫触媒研究休暇プログラム（Immunology Catalyst Sabbatical Programme）」を堂々と発表した。二〇〇〇年には『ニューイングランド・ジャーナル・オブ・メディシン』（世界で最も権威ある総合医学雑誌と言われている）の当時の編集者のマーシャ・エンジェル博士は「医学界は売り出し中か」と題する論説を書き、不健全になっている医学研究者と医薬品産業とくに巨大製薬会社との関係を告発した。すぐにトーマス・J・ルアン博士が同誌に投稿した。「医学界が売り出し中だって？　違う。現オーナーはとても満足している」。

ここ十年間は、政府や大学とは離れた新タイプの研究施設が現れている。こういう「巨大な産業キャンパス」には製薬会社か、エリ・ブロードやマーク・ザッカーバーグのような億万長者の慈善家が出資している。ザッカーバーグと妻の小児科医のプリシラ・チャンは、「あらゆる病気の治療と予防、管理」という穏当な目的の医学研究に三十億ドルの拠出を計画している（その目標に三十億ドルでは少ないとの声もある）。こういう拠点が莫大な利益を生むバイオテクノロジー分野を支配し始めている。その典型的な製品が小児急性リンパ芽球性白血病向けにノバルティス社が開発した、遺伝子操作のCAR（キメラ抗原受容体）T細胞療法であり、患者一人の費用は四十七万五千ドル（約五千二百万円）になる。サイエンスライターのジム・コスベックは、この新バイオテクノロジーは貧富の格差を広げるもので有害だと警告している。

バイオテクノロジーは急速に進化しており、かつてないほど強力な文化的勢力であるかもしれない――そして、ますます不公正になっているようだ。優生学上の諸形態、〈体外受精〉、そして、〈投資家優先〉文化のために、ヒトの遺伝子と細胞を、利益を生む生物学的医薬品へ変えることがすでに常態化し、不平等が加速している。確かに、バイオテクノロジーの「人造世界」は、貧窮した人々に医療を施す社会の公正な力にはならず、一流の科学者とその弁護士を豊かにするだけで、医療をますます高額にして手が届かなくしている。

「博愛資本主義《フィランソロキャピタリズム》」――マーク・ザッカーバーグやエリ・ブロード、ビル・ゲイツなどによる医学研究への出資――は世界の保健医療における強力な新勢力である。ビル&メリンダ・ゲイツ財団は成果を挙げてきたが、この種の団体には説明責任が欠けており、儲けた企業（マイクロソフト、フェイスブック）への批判を逸らすための盾に使われているという声がある。博愛資本主義は新しいものではない。ロックフェラー、フォード、そして、カーネギーは経営方針や従業員の待遇への批判に応えるとき慈善活動を引き合いに出した。急進的自由論者でトランプ支持者のピーター・ティールはPayPal《ペイパル》の創立者であり、いくら金を出しても今は買えないものが買えるようになると期待してビッグサイエンスに資金援助している。不死のことだ。博愛資本主義は医療と医学研究の双方にとって好ましくないと多くの人は思っている。エイズ活動家のグレッグ・ゴンサルヴェスは、ゲイツ財団への懸念をこう表明した。「ゲイツが朝どちら側からベッドを出るかで、世界の医療環境は大きく変わる……これは民主主義ではない。立憲主義でもない。ビルとメリンダがしたいだけのことだ」。財団は製薬会社との協力関係を重視し、元業界幹部を多数雇っている。二〇〇九年に『ランセット』に発表された調査によれば、財団の助成金の大半は商業団体へ流れ、ＮＧＯ（非営利団体）への助成金の大半は富裕国の商業団体に流れた。ロンドンのクィーン・メアリー大学で世界の公衆衛生を研究するデイビッド・マッコイ教授はこう述べている。「大富豪に慈善事業への協力を訴えても世界の医療問題は解決しない。億万長者を多く生み出さないシステムが必要であり、それができるまでは、この種の慈善は政治経済の体系的変化に必要なことの邪魔になるか、有害になるだろう」。

ヒトゲノム計画は、ビッグサイエンスの大躍進であると考えられた。DNA二重らせん構造の共同発見者であるジェームズ・ワトソンは「ヒトゲノム計画は、私たち自身を細胞レベルで理解するための究極の道具であり……以前、私たちの運命は星々の中にあると考えたものだった。今や、私たちの運命は、大部分は、遺伝子にあることが分かっている」と述べた。実際に、対立する二つのゲノム計画があった。一つは、フランシス・コリンズを筆頭に米国が率いる国際公共コンソーシアムが行うもので、もう一つは独立した実業家のクレイグ・ヴェンターが率いるバイオテクノロジー会社のセレラ社の計画である。一九九九年にコリンズは『ニューイングランド・ジャーナル・オブ・メディシン』に「この考えは大衆の想像力を摑んだ……大探検旅行のように――ルイスとクラーク（アメリカ大陸陸路横断）の、サー・エドムンド・ヒラリーの、そしてニール・アームストロングの遠征のように」と書いた。ヒトゲノムの「草案」の完成は、二〇〇〇年六月二十六日にホワイトハウスでビル・クリントン大統領より発表され、トニー・ブレア首相も衛星中継で参加した。クリントン大統領とブレア首相は、ゲノム情報は自由に利用できると宣言した。コリンズとヴェンターは協力し合うことを約束した。クリントン大統領は人々の聞きたいことを語る優れた才能を駆使してこう宣言した。「間違いなく、これは人類が作り出した最も重要で、最も驚くべき地図である……今日、私たちは神が創造した言葉を学んでいる」、ヒトゲノム計画は「すべてではないにしても、人類の病気のほとんどの診断と予防、治療に大変革を起こす」だろう。ブレア首相は――つねに科学技術と取り組んできた――敬虔に述べた。「今日の発展は最高に素晴らしい」。フランシス・コリンズはその場の雰囲気にやや圧倒された。「世界にとって幸いな日である。これまでは神のみがご存知だった人類の取扱説明書のほんの末端を摑んだことが分かって恐れ多いことである。この仕事の遂行は重大な責任がある。歴史学者はこれを転換点と考えるだろう」。コリンズは二〇〇一年二月の『アメリカ医師会誌（JAMA）』の論文で、二〇二〇年までに「新しい遺伝子に基づく『デザイナードラッグ』が、糖尿病、高血圧、精神病など多くの症状に導入されるだろう……腫瘍ごとに、捻じれた遺伝子が並んだ精密な分子指紋があり、治療は個々にその指紋を目標にする」と述べた。新聞や放送メディアはこぞってこれらの誇大報告を報じたが、学界には反論する者が少しいた。ホワイトハウスの式典後まもなく、ジョンズ・ホプキンズ大学のニール・ホルツマンとロンドンのキングズカレッジのテレサ・マルトーは『ニューイングランド・ジャーナル・オブ・メディシン』に次のように書いた。

遺伝子の違いよりも、社会構造と生活様式、環境の違いの方が病気のはるかに大きな割合を占めている。遺伝子のマントは皇帝の新しい衣装のようには見えないとは言わないが、誰かが言うように、シルクや高級な毛皮製ではない。今後十年のうちに医療科学政策の立案者は誇大報告を見破るべきである。

二〇一〇年、誇大報告が徐々になくなって数年後、スイスのチューリッヒ工科大学のモニカ・ジスラーが論文を発表し、ヒトゲノム計画は「社会バブル」の一例と断じた。「誇大報告が拡散してバブルを煽ったが、その後は具体的な成果は現れなかった……ヒトゲノム計画の成果の活用には数十年かかるというのが医学界の統一見解である」。

コリンズの予言は実現しなかった。ヒトゲノム計画の実用化は期待されたほどなく、これを偉大なる科学的業績と予言した者の落胆は大きかった。精神科医のジョエル・パリスは、答えがもうすぐと言われるときは、たいていそこで足踏みしていると述べている。アメリカの最も著名な分子医学者の何人かが白状した。有名な癌生物学者のロバート・ワインバーグは、ヒトゲノム計画の臨床応用は「多くない――投資に比べると極めて不十分」と認めた。アメリカ国立衛生研究所（ＮＩＨ）前所長で癌研究の第一人者のハロルド・ヴァーマスは『ニューイングランド・ジャーナル・オブ・メディシン』に「日常医療に見られる変化はほんの僅かで」、しかも、そのほとんどはヒトゲノム計画完成前の発見の結果だと述べた。「ゲノム研究は科学の範疇であって、医学ではない」。二〇〇九年にフランシス・コリンズは遺伝学者二十六名との共著で『ネイチャー』に投稿し、多大な努力と資金を投入したにもかかわらず、よくある病気に対する大発見はほとんどないことを認めた。「率直に言って、ヒトゲノム計画は医療に直接の影響を与えていない」と述べた。クレイグ・ヴェンターも告白した。「医療問題に実質的成果を及ぼせるのはまだ先である」。予言どおりの躍進は遂げられなかったが、ヒトゲノム計画は「ビッグデータ」新時代の主要推進力の一つであり、キッズキャン小児がん研究慈善団体（Kidscan Children's Cancer Research Charity）の科学理事のデイビッド・パイは次のとおり述べている。

研究者が利用可能なデータ量が早速問題になっている。今後数年間で、すべてのゲノムデータの保存が必要な計算源は仰天するほど（四〇エクサバイト）になるだろう――ユーチューブ（年一ないし二エクサバイト）とツイッター（年〇・〇二エクサバイト）を凌ぐ必要量である。この情報の山から有効な治療に不可欠な、耳よりの情報が見つかる可能性はさらに低くなるだろう。

ビッグサイエンスの失敗は、オーストラリアのウイルス学者でノーベル賞を受賞したサー・マクファーレン・バーネット（一八九九～一九八五年）が予言していた。一九七一年に『遺伝子、夢、そして現実（*Genes, Dreams and Realities*）』が出版された時は大評判になった。彼は「研究室科学の貢献は終わりに近づいている……医学における現代の基礎研究のほとんどは、病気の予防や医療の改善の動きに直接関与していない」と主張した。バーネットは将来の課題は感染病ではなく、文明と衰退、老齢に関わる病気であり、これらの病は黄金期の感染病のようには克服されないと考えた。この本に激怒した読者は多かったが、著名な人物ゆえに本気だと受け取られた。やはりノーベル賞受賞者で免疫学者のピーター・メダワーは、バーネットの著書を「とんでもない勘違い」と述べた。一九八〇年に『ニューヨーク・レビュー・オブ・ブックス』にこう書いた。「バーネットの熱意のない声明に対抗し、私は、今後十年以内に多発性硬化症、若年性糖尿病、そして現在は治りにくい少なくとも二種類の癌に特効薬が発見されると明言する」。歴史はメダワーでなく、バーネットに味方した。メダワーの大胆な予想と明言どおりにはならなかった。

現代生物医学の堕落は、宗教改革前の教皇権に類似している。両者ともに高邁な理想から始まった。ともに出世主義者が継承し、口先だけで同意しつつ理想を堕落させた。ともに本来の理想よりも現世の成功こそが重要であるとした。ともに利己的な高位の聖職をつくり出した。同業者集団の行動計画《アジェンダ》は学界のエリート（高位の司教と枢機卿）によって決められ、他方、日々の業務は地位の低い一般開業医と病院医師（助任司祭、修道僧）によって行われる。エリートは実際には診療はほとんどしないのに、地位の低い医師の人事には絶大な力を行使する。正統となる見解の一部は、コンセンサス会議（教会評議会）で決められる。エリートは自分に都合のよい価値観と信念を共有する集団の構成員を集める。エリートは俗人には尊敬され、政治家と君主には話を聞いてもらえる。エリートは俗人と政府から研究助成金を集める（十分の一税）。このエリートは、自分の権威は高位者（神／科学）から授かったと主張し、歯向かわれることはまずない。

ジョン・ヨアニディスは、社会全体で期待値を下げることだと言う。「科学は気高い努力だが、利益の少ない努力でもある。臨床結果の大幅な改善と生活の質の向上につながる医学研究は僅か数パーセントで、それ以上になるとは思えない。私たちはその事実に満足すべきである」。真の科学は困難であり、高度な知性と熱い好奇心、真理へのあくなき探究心を兼ね備えた少数者にしかなしえない。真の科学は計画できず、官僚や出世主義者の委員会には実施できない。現代の生物医学研究は社会にも医学にも危険になっている。科学としては堕落し、社会のためにではなく自分のためにやっているから危険なのだ。データ生産と昇進以外に機能しない研究は危険なことが分かり切っている。ビッグサイエンスは、どれほど売り出しても、大きな失望となった。そうならざるを得なかったのだ。主要な発見のほとんどは黄金期になされていたからである。

第五章　医療誤情報の混乱

一九四八年、フランシス・アヴェリー・ジョーンズ（当時はまだサーはついていない）はセントラル・ミドルセックス病院で一緒に働こうとしてリチャード・ドールという若い医師を採用した。ドールは新設の統計調査班に配属され、まず消化性潰瘍のことを調べて、ジョーンズの低刺激食（ミルク紅茶、キイチゴのジェリー、スポンジケーキ）が効果のないことを示した。ドールは後にこう語った。「あれは胃腸病学と、間違いなく厚生事業への私の最大の貢献だったと考えることがある。消化性潰瘍に低刺激食はまったく必要ないことだよ」。サー・フランシスは、自分が考案したスポンジケーキとキイチゴのジェリー食は――美味しいには違いないが――臨床的に無意味との知らせにどんな反応をしたのだろう。ロンドン大学公衆衛生学・熱帯医学大学院（LSHTM）の医学統計と疫学教授のサー・オースティン・ブラッドフォード・ヒル（一八九七～一九九一年）は、この潰瘍実験の統計的設計についてドールに助言した。ヒルは、被験者に初めてランダム化比較試験を行った英国医学研究協議会が召集したグループの一員だった。このグループは「結核はストレプトマイシンで止められる最も明確な証拠」を示した。ヒルは一九三七年に『ランセット』に発表した一連の論文で臨床試験設計の原則を述べていた。この原則は今も生きており、ストレプトマイシンの実験は戦後のイギリス医学の一つの勝利であり——将来のその種の実験モデルでもあった。ヒルは実験に私的な関係があった。彼は第一次世界大戦でパイロットの軍務に就き、肺結核の悪化で免役となった。二年間入院し、医学志望を諦めた。代わりにロンドン大学の通信講座で経済学の学位を取得した。病から回復して、医学統計士のメジャー・グリーンウッドと働くことにした。ヒルは賢く機知に富んだ人物で、医学統計の限界について陽気に告白した。「あの聖域である期待の大きい二重盲検ランダム化比較試験」を茶化すのを好んだ。試験では募集した患者との会話の内容をこう語った。患者は「先生、私の薬を変えましたね」と尋ねた。「なぜ変えたと思うのかね」と医師が答えた。「先週トイレに薬を捨てたら浮かんだけど、今週は沈みました」。

一九四〇年代末、ドールは喫煙と肺癌に着目し、ヒルと研究した。今では考えられないが、当時は喫煙が健康を害するとは考えられておらず、成人男性の八割以上が喫煙者だった。ドールとジョーンズは以前からタバコの消化性潰瘍への影響について調査していたが、はっきりした結論は出せなかった。というのは、消化性潰瘍のある、なしに拘わらず、なくても、成人男性のほぼ全員が喫煙していたからである。有効な比較ができるほどの非喫煙者がいなかったのだ。一九五〇年に『ブリティッシュ・メディカル・ジャーナル』に発表した論文で、ドールとヒルは、喫煙者は肺癌リスクが高く、喫煙量が多いほどリスクが高いことを示した。相関関係は、もちろん、必ずしも因果関係ではないので、これと医師の喫煙習慣と肺癌による死亡について前向きな研究で追跡した。二人は医師から喫煙習慣のデータを集め、肺癌の発症数と発症者が喫煙者か否かを判断するために三年間追跡調査した。この研究は喫煙が肺癌の原因であることを理論的疑いの余地なく立証した。ドールの立証は何百万人もの命を救い、彼はノーベル賞を受賞しなかった最も偉大な医学研究者だと多くの人に思われている。

戦後、ロンドン公衆衛生学・熱帯医学大学院のオースティン・ブラッドフォード・ヒルの学生に、アーチー・コクランというスコットランド出身の青年がいた。優秀で、カリスマ性があり、おしゃれなコクランは、ケンブリッジ大学の自然科学で第一級（優等）を取り、ウィーンで精神分析を学び、スペイン内乱では救急分野で働いた。第二次世界大戦中にドイツ軍の捕虜になり、栄養不良の捕虜によくある体液貯留の治療として酵母菌のランダム化比較試験を指導した。コクランはヒルに刺激されて疫学者としての道を歩み始め、炭鉱労働者の肺の病気（塵肺）の解明に大きく寄与した。コクランは一九七二年に『有効性と効率――医療についての随想（*Effectiveness and Efficiency: Random Reflections on Health Services*）』という小冊子を著し、思いがけないベストセラーになった。本の中で、NHSは治療の有効性を明確にするためにランダム化比較試験で証拠を得るべきだと述べた。NHSは効果が立証された治療法だけを提供すべきで、治療の費用と機会は公平であるべきとコクランは考えていた。

リチャード・ドールとアーチー・コクラン、オースティン・ブラッドフォード・ヒルが提唱した厳格な統計的分析は、一九九〇年代に新正統派となった根拠に基づく《エビデンスベースト》医療の知的、科学的基礎を形づくった。それは新鮮な息吹として多くの人々に歓迎された。『ニューヨークタイムズ』は根拠に基づく医療を二〇〇一年の「今年の名案」に決定し、「根拠に基づく《エビデンスベースト》」という表現は、今では社会科学、政策、政治など異なる活動にも使われている。根拠に基づく医療の背景にある考え方は新しいものではない。この用語が生まれる数十年前、リチャード・アッシャー――リチャード・ドールとアーチー・コクランと親しい――はこの言葉は使わなかったが概念は支持した。アッシャーは一九六一年のエッセイ『先験性（*Apriority*）』の中で、ア・プリオリという表現を「議論、推理、推測、概念、慣例などのいかなる実験による裏付けもない結論を支えるもの」と定義した。ここから、彼は一種のいい加減さ、とくに、なぜうまくいくかの理論的根拠はあるが、実際にうまくいった証拠のない治療概念の特徴を述べるために、彼なりの「先験性」の概念を導き出した。「理論ではかなり有効なはずの多くのものは、実用段階ではまったく使い物にならない」というものだ。

　根拠に基づく医療の動きの始まりは、若い懐疑的な医師グループが当時の既成の常識に異議を唱え始めたときだった――見下して「専門家に基づく《エクスパートベースト》医療」と呼んだ。カナダのオンタリオ州ハミルトン（根拠に基づく医療の心の故郷）のマクマスター大学の臨床疫学と生物統計学の教授のブライアン・ヘインズは、一九六〇年代末に医学部で受けたフロイトについての講義を「人生の突然の転機」だったと述べた。彼はフロイトの学説が正しいという根拠があるのかと質問した。根拠はないと講師は正直に答えた。「私は自分の受けている医学教育がどれくらい証明されていない理論に基づいているのかが非常に気になった」。デイビッド・サケット——同じくマクマスター大学——は「根拠に基づく医療の父」として広く知られている。一九六〇年代末に彼はマクマスターの新しいタイプの医学部設立に協力した。ここでは、学生は息切れなどの特定の患者の症状から始めて、関連する解剖学、生理学、薬理学などを学んでいく。この「症状に基づく学習」は統計学と疫学とを併せて、医学教育複写モデルとされるようになった。サケットは後にベストセラーになった『臨床疫学——臨床医学のための基礎科学（*Clinical Epidemiology: A Basic Science for Clinical Medicine*）』という研究の批判的吟味に関する教科書を著した。さらにマクマスター大学のもう一人、ゴードン・ガイアットは、一九九一年に内科研修プログラムを表す「根拠に基づく医療《エビデンスベースト》」（ＥＢＭ）なる用語を考え出した。同プログラムでは権威者の学説ではなく、根拠を基礎に患者をどう治療するかを医師たちに指導した。サケットは一九九四年にオックスフォード大学へ移り、ＥＢＭセンターの所長になった。サケットは医学界では珍しいほど地方の総合病院を数多く訪問し、待機中《オンコール》の若手医師らとともに前晩に入院した患者の病棟を回診した。臨床現場では根拠がいかに重要かをサケットは示した。「若い医師たちは、専門家に基づく医療では不可能だった方法で先輩に異議を唱えられることを知った。自由で民主的だった」。疫学医のイアン・チャーマーズは、産科医のマレー・エンキンと周産期の臨床試験のデータベースを構築し、これは『妊娠と出産の効果的診断（*Effective Care in Pregnancy and Childbirth*）』（一九八九年）という画期的な著書の下地となった。この本は産科学と新生児学の数多い危険な慣行を廃止へ導いた。一九九三年、チャーマーズはコクランセンター（アーチー・コクランに敬意を表して命名）を設立した。同センターは医療介入と診断検査について系統《システマティック》的レビューを行っている。レビューはコクラン図書館で公表されている。コクランセンターには三万人の有志の専門家がいる。私もその一人だったことを誇りに思う。

デイビッド・サケットによれば、根拠に基づく医療（ＥＢＭ）は二つの理由から瞬く間に広まった。異議を唱えられる心配のない先輩医師たちからの支援があったことと、若い医師たちを力づけたことだった。サケット他数名が書いた一九九六年の『ブリティッシュ・メディカル・ジャーナル』の論説は、根拠に基づく医療に対する反対意見を見事に論破した。つまり、反対意見は古臭く、実践できず、料理本的医療で、管理者と購入者の創造物であり、関心があるのはランダム化試験のみということである。ＥＢＭはサケットによって「個々の臨床技能と最善の外的根拠の統合」と定義された。こういう常識的なことにとやかく言えるだろうか。ＥＢＭは根拠の体系の概念を導入した。最上位はメタ分析、つまり系統的レビューであり、与えられた治療に関するすべての実験からデータを集める。その下にランダム化比較試験という新薬研究の黄金基準がある。最下位には非対照試験と事例報告、専門家の意見がある。創始者たちは認めたがらないが、このすべてに新しいことや魔法は何一つない。新しい正統性は、確かな統計的設計、臨床試験における論理的誤りの排除、そして、最も重要な科学的公正についての長年の認識を合体したものである。

一九八七年に始まる心不整脈制圧試験（the Cardiac Arrhythmia Suppression Trial ＣＡＳＴ）は新しい取

り組みの早期の勝利だった。不整脈の予防薬（抗不整脈薬）が心筋梗塞（心臓発作）後の死亡を減らしたかどうかの判断が目的だった。心臓発作後の突然死は不整脈が原因のことが多く、薬で死亡を減らせるかもしれないと考えられた。実験の結果、薬は突然死を防げなかった。現実は死亡数が増加したのである。これらの薬で毎年ベトナム戦争全期間中の死者数よりも多い死者が出たと――ＥＢＭ研究者が大好きな人騒がせな統計を使って――推定された。薬の常用はリチャード・アッシャーの「先験性」の古典的な例であり、医療を支配していた機械論的推論にとっては打撃だった。「機械論的」とは、生物学的には妥当な治療法を用いることであるが、有益な根拠はない。この実験は、抗不整脈薬を強く奨励してきた専門家の権威を傷つけた。薬は不整脈を減らしたかもしれないが、突然死の予防としては意味のない代用測定基準であり、よってアウトカム指標（医療の結果・成果を表す指標）は「患者志向の重要エビデンス（patient-oriented evidence that matters（POEMs））（「エビデンスであること」だけでなく、「患者にとって意味のあるエビデンスであること」の重要性を強調したもの）と呼ばれた。

根拠に基づく《エビデンスベースト》医療は分かりやすい統計概念を取り入れた。とくに治療必要数（number needed to treat ＮＮＴ）（ある介入を対象者に行った場合、一人に効果が現れるまでに何人に介入する必要があるのかを表す数字）がそれだ。これは治療の有効性が端的に分かる方法で、普通は薬による治療に使われる。治療必要数は、心臓発作や卒中のような最悪の結果を防ぐために薬の使用が必要な平均患者数である。その好例は一九九八年に『ニューイングランド・ジャーナル・オブ・メディシン』に発表された、高脂血症治療剤プラバスタチン（「スタチン」系の一種）の効果を既知の冠動脈心疾患患者で調べた研究である。これは「二次予防」と呼ばれている。患者九千人を無作為に選んでプラバスタチンかプラセボ（偽薬）を与えて六年間追跡調査を行った。スタチン服用グループはプラセボ服用グループに比べて心臓病死のリスクが二四パーセント減ったと報告した。「六年と一カ月間で、死亡は三十例、非致死性の心筋梗塞十八例、そして、プラバスタチンで無作為に治療中の千名につき患者四十八人中九人の卒中が避けられた」。これを「治療必要数」に直すと著しい効果とはいえない。患者一人の「有害事象」を防ぐために二十一人が六年間薬を飲み続ける必要がある。つまり、二十一人中二十人にとっては何の恩恵もないということである。「一次予防」におけるスタチンの調査——対象者に心臓病患者なし——では「治療必要数」は数百人台だった。「ＷＯＳＣＯＰＳ研究（the West of Scotland Coronary Prevention Study）（一九九五年）では、血清コレステロール値が六・五ミリモル／リットル以上の五十五歳から六十五歳の男性に無作為に五年間プラバスタチン、またはプラセボを与えた。その結果、心臓病の死者は二八パーセント減ったが、生の数字は異なる事実を物語っている。「千人の中年男性を治療するのに……五年間プラバスタチンを服用すると非致死性の心筋梗塞が二十例減、心血管疾患での死亡が七例減、その他の死因による死亡が二例減という結果になるだろう」。一人の死を防ぐために百十一人が五年間この薬を飲む必要があるというのだ。百十人には何の恩恵もない。「治療必要数」は相対リスクと絶対リスクよりも患者にずっと説明しやすく、スタチンや降圧薬（高血圧用の）などの予防薬を服用しているほとんどの患者は数年、数十年服用しても得るところはなく、心臓発作による死の予防よりも副作用の可能性のほうがはるかに高い。しかし、薬を処方される前に患者がその事実を知らされることはまずない。

残念ながら、根拠の提示は非常に高くつく。その主な理由は、臨床試験は費用が嵩み大規模な製薬会社にしか行えないからである。英国医学研究協議会などの政府系機関が治験の費用を負担している場合もあるが、まれである。大手総合医学雑誌四誌（『アナルズ・インターナル・メディシン』、『ランセット』、『ニューイングランド・ジャーナル・オブ・メディシン』、『米国医師会誌（ＪＡＭＡ）』）に発表された治験の四分の三は民間企業の出資である。巨大製薬会社が根拠を示すために出資しているなら、提示された根拠が製品の長所を強調するのは当然であろう。治験は薬の商業価値を極大にするためである。雑誌の利益も莫大である。例えば、メルク社は二〇〇〇年に『ニューイングランド・ジャーナル・オブ・メディシン』に掲載された（抗炎症薬バイオックスの安全性に関する）ＶＩＧＯＲ《ビガー》研究の記事の抜刷り（印刷物の一部を抜き出し、別に印刷したもの）を百万部発注した。増刷分は「教育用」資料として医師に配布され、出版社は数十万ドルの利益を得た。根拠に基づく医療は気高い熱心な運動として始まったが、現在はほとんど医薬品産業のためのものである。ジェレミー・ハウイックは著書『根拠に基づく医療の哲学（*The Philosophy of Evidence - based Medicine*）』の中で、医薬品産業によるＥＢＭ吸収はその方法論を無価値にしているわけではないと主張する。

便宜上、介入への推定効果の有無を判断する完璧な権限は手相見にあるという見解を支持したことでＥＢＭの哲学が強く拒否されたと想像してみよう。そうすると利権団体は手相見に働きかけようとするだろうし、そのほうが大規模ランダム化比較を何度も行うよりはるかに安価だろう。つまり、利権団体が医学研究を堕落させるという問題は、方法論とは別の現実問題なのである。

医学研究は病んでいて自身が患者にまでなり、審査の対象になっている。メタリサーチ《分析》学者のジョン・ヨアニディスは、一九九〇年代の根拠に基づく医療の黄金期にハーバード大学とタフツ大学、ジョンズ・ホプキンズ大学、アメリカ国立衛生研究所（NIH）で働き、疫学者になろうと勉強した。アテネにいた十代の頃は数学の天才ともてはやされ、その才能は現代医学研究を批判し始めたとき非常に役立った。近くから見るほど衝撃が大きかった。プロセスの何もかもが誤りとごまかしだらけだった。臨床試験の大半で誤った質問をするし、募集の患者数が少なすぎるし（標準に合致しない、代表にならない患者がよくいる）、データ分析が不正確で誤った結論になった。二〇〇五年、ヨアニディスは『PLoS（Public Library of Science）Medicine』というオンライン雑誌に論文を発表した。この雑誌は重要性如何によらず方法論がしっかりした研究を発表する方針をとっている。論文には「なぜ公表されたほとんどの研究結果は誤りなのか」という挑発的な表題がついていた。これは論文の要約である。

研究結果は、研究分野が狭い場合、効果量が小さい場合、テスト関連の数が多いのに事前選択が少ない場合、設計と定義、結果、分析方法に柔軟性がある場合、資金その他の利権が多く偏見がある場合、そして、多くのチームが統計上の有意性を追求して科学分野に参加している場合はあまり正しくないようである。ほとんどの研究設計・設定についての調査結果は正よりも誤の可能性が高いことをシミュレーションは示している。

この論文は『PLoS Medicine』に発表された論文の中で引用数とダウンロード数が最多になった。驚いたことに、医学研究者の大半は個人的にはヨアニディスと同意見なのだ。彼は、誰もが知っていることを高度な技術的、統計的方法で端的に表現した。統計学者のダグラス・アルトマン（『ブリティッシュ・メディカル・ジャーナル』に載った有名な論文「拙劣な医学研究の恥辱（The scandal of poor medical research）」の著者）はこう言った。「ジョンの計算の細部については疑問の余地があるが、基本理念は絶対に正しくないとは言い難い」。

ヨアニディスは、次いで、過去十三年間で最も引用回数の多い医学研究論文四十九本の分析を公表した。四十九本中四十五本は新治療に関するものだった。このうち四十三本は再論であり、十四本（四一パーセント）はもともと主張が誤っているか、かなり誇張されていた。ヨアニディスは次に「栄養疫学」および食事因子と癌との関連ついての大量の記事に着目した。ヨアニディスと同僚のジョナサン・シェーンフェルトは『ボストン料理学校の料理本（*The Boston Cooking-School Cook Book*）』から無作為に選んだレシピから五十件の共通成分を抜き出し、そのうち四十件（八〇パーセント）は医学雑誌に発癌の危険性が発表された研究二百六十四件の対象と分かった。「調査したうちの三九パーセントは、調査した成分には悪性腫瘍の高リスクがあると結論した。三三パーセントはリスクが低く、五パーセントは統計的有意性の境界線上にあり、二三パーセントはリスクの増減について明確な根拠はないと結論した」。シェーンフェルトとヨアニディスはこれらの研究を詳細に分析し「主張の大多数は脆弱な統計的根拠に基づいている」ことが分かり、メタ分析では、主張されている関連に有意なものはほとんどなかった。ヨアニディスは『ワシントンポスト』でこう述べた。「特定の食品が癌と結びつけられることが多いことに驚いたので体系的に調べたかった。この研究報告のほとんどは誤りではないかと考えていた。結果は、ほぼすべてが癌との結びつきを主張しており、大部分はまったく誤りのようである」。

ヨアニディスは二〇一六年の『ジャーナル・オブ・クリニカル・エピデミオロジー(the Journal of Clinical Epidemiology)』の論文で「根拠に基づく医療は乗っ取られた」と怒りよりも深い悲しみをもって結論した。論文は二〇一五年に他界した恩師デイビッド・サケットへの私信という異例のかたちをとっている。

産業界は最も影響力のあるランダム化試験の相当数を行っている……そもそも間違いである短期の代用アウトカム(介入によるすべての結果)と間違った分析、間違った成功基準、間違った推論で間違った質問をしている……

……製薬会社は自社製品の評価を問われるべきではない。もし会社がそれを強制されているなら私は会社を責める気になれない。会社が自社製品の最高の広告（根拠のこと）を買うのであれば。

だが、サケットはこの乗っ取りをよく知っていて、随分前になるが、二〇〇三年に『ブリティッシュ・メディカル・ジャーナル』に茶化した記事を書いたことがあり、そこで「HARLOT plc」*という真実を克服するため嘘をつかずに肯定的な結果を得ることに特化したプログラム可能論理制御装置の設立を発表した。次のとおり。

HARLOT plc は公平無私な科学の不確実性のど真ん中で、製品と方針の受け入れと申請を問題なく通したい賢い治験の出資者たちに一括サービスを提供するものである。一連の無計画な全額出資の子会社を通じて、私たちは市場占有率を拡大したい怪しげな薬と装置の製造業者のために、必要のない診断や治療への需要拡大を求める保健医療関係組合のために、そして、不合理で利己的な医療政策を実施したい国と地方の保健局のために、肯定的な結果になると保証することができる。

＊HARLOT : How to Achieve positive Results without actually Lying to Overcome the Truth plc : Programmable Logic Controller

ヨアニディスはこういう問題のすべてを一括して「医療誤情報の混乱」と言っている。医師の大半と患者のほぼ全員がこの混乱状態を知らない。事情通の医師たちでさえ根拠の評価に必要な批判力を普通は持ち合わせていない。オーストラリアのボンド大学にいて根拠に基づく医療の教授であるポール・グラシューは、そういう批判的評価の技能を教えることが医学教育の中核であるべきだと主張してきた。「研究を批判的に見られない二十一世紀の臨床医は、血圧が測れないとか、心臓血管系を調べられない臨床医と同じくらい資格に欠ける」。しかし、医学教育は懐疑主義を奨励していない。博識でへそ曲がりのチェコ人、ペトル・スクラバネク（一九四〇～九四年）は、一九八〇年代から九〇年代初めにかけてダブリン大学トリニティカレッジ医学部でそういう技能を教え、「学生に根拠に対する批判的評価を教える私の授業は、ヒュームのような懐疑主義者が神学校で将来の司祭に奇跡について教えるようなものだ」と嘆いた。医学教育は教育と学問、批判能力の養成を犠牲にして研修と丸暗記ばかりに比重を置いている。

私が主任研究員として過ごした三年間に学んだ最も重要なことは、医学雑誌の論文のほぼすべてがくずであるということだ。ヨアニディスはグラシューやイアン・チャーマーズのような他のメタ分析学者とともに、医学研究の八五パーセントは役に立たず無駄だと評価した。この地球規模の無駄は毎年千七百億ポンド（約二十五兆円）に上る。さかのぼる一九五四年に、リチャード・アッシャーは「歪曲した統計の危険性は、畏れ、疑い、そして私たちのほとんどが統計に抱く敬意が入り交じるため、誤りが見逃されやすい」と警告した。一九九七年にアルヴァン・ファインスタインは、ランダム化比較試験とメタ分析に頼りすぎていると警告し、権威主義的な治療の指針が出現すると予言した。

根拠に基づく診断という立派な目標は、質的な限界と「最良の利用可能な根拠」としての集積物の限度によって損なわれ得る。しかし、収集に与えられた権威あるオーラが不適切な指針や治療に対する狂信的定説を生むことになる大濫用へ導くかもしれない。

根拠に基づく医療は、病気が一種類の若い患者から根拠のデータを集めているので、患者の高齢化と数種類の慢性疾患（共存症）による脆弱化という人口統計の変化を反映していないと、ファインスタインは述べている。そういう根拠は医療面接の多様で複雑な要素と現実の人間にとっての重要な目的を単純化しすぎていた。ファインスタインもメタ分析の魔力を「二十一世紀の統計錬金術」と呼んで批判した。他にも多くの者が、研究者は異種の研究を結合している――リンゴとオレンジを比較している、と「ネガティブ」研究が排除され、低水準の研究（ゴミを入れると、ゴミが出てくる）を採用しているとしてメタ分析を批判した。それでも、メタ分析はまだ他よりましな手段である。

根拠に基づく医療は、過剰服薬に関する規範的ガイドラインへ導くとしたアルヴァン・ファインスタインの予言は、とくに高齢者について現実になった。二〇〇四年のNHSの一般開業医との契約は、薬の予防的処方（高血圧、コレステロール値、骨粗鬆症）を重点的に奨励し、イギリス人の薬の消費量は大幅に増加した。スコットランドの全成人の二〇パーセントは五種類以上の薬を長期間服薬中である。米国では六十代の二五パーセントが五種類以上の薬を飲んでおり、七十代では四六パーセントに増え、養護施設の入居者は九一パーセントになる。ファインスタンは、服薬を支持すべき根拠は、その薬を飲むのが最後になるような患者ではなく、若くて健康な人たちの研究が基礎になっているとの正しい指摘もした。高齢患者——養護施設入居者——は概して新薬の治験から外されるが、彼らこそ最も薬を与えられている人たちなのだ。病気で死にそうな人たちはたいてい養護施設から私が働いている急性期総合病院のような所へ送られる。ほとんどが十種類以上の薬を飲んでいて、明らかに終末期でも続けられている。アイルランドでは施設入居者の平均的余命は二年である。こういう患者は副作用や薬物相互作用を起こしやすく、しばしば「薬害反応」で亡くなる。

薬の過剰処方（多剤投与）は大きな保健医療問題になっており——とくに高齢者の——皮肉にもそれが研究の新分野になっている。私の兄弟で、大学の老人病専門医のデニスはこの仕事に打ち込んできた。多剤投与は深刻な副作用と死亡率増加の直接の原因であり、巨費の無駄遣いである。処方薬の副作用を受けやすいのは八十歳以上で、複数の共存症があり、余命三年以下の人たちである。一種類の処方薬はしばしば別の処方の投与となる。高血圧の薬は体液貯留のために膝が腫れやすくなり、利尿薬（利尿剤）が別途処方され、カリウム欠乏症になりやすくなり、カリウム欠乏症の薬が処方されると、吐き気を起こして、制吐薬を処方され、意識障害を起こすなど、次々に続くプロセスは処方のカスケード〔薬の副作用に対して別の処方がなされ、さらにその副作用が次の処方につながる連鎖〕と言われている。高齢者の救急入院の一五パーセントは薬の副作用である。

個別に見れば、どの薬の処方も根拠に基づく正しい処方であるかもしれない。確かに、スタチンは心臓発作や卒中のリスクを軽減する。確かに、降圧剤は卒中のリスクを低下させる。確かに、アスピリンは心臓発作のリスクを低くする。確かに、骨粗鬆症の薬で骨折のリスクは小さくなる。確かに、抗凝固剤で卒中のリスクが低下する等々。根拠に基づく医療が私たちに告げないことは、種々の薬の〈組み合わせ〉が特定の個別の特異な人に有益か、有害かどうかだ。スタチン――高コレステロール薬――はファーマ社の大ヒット商品の一つである。高コレステロールは喫煙、高血圧、糖尿病、そして家族歴などとともに心臓病につながる要因の一つにすぎない。いったんスタチンを飲み始めたら、「患者」は生涯薬を飲み続けることになる。既述のとおり、毎日スタチンを服用する人の大多数に効果がないのに、高度の認知症など「瀕死」状態にある人たちは未来がないのに、心臓発作や卒中のリスクを下げるために恒常的にスタチンを飲んでいる。治療対象が全住民であって人間ではないのだ。高コレステロールに対する国民の意識啓発活動はかなり浸透し、超高齢者や、別の病気があって心臓がへたばる前に亡くなりそうな患者が私にコレステロール値の検査を依頼する。コレステロール値は数あるリスク要因の一つにすぎず、値を下げるために薬を飲んでもおそらく効果はないし、有害でさえあるかもしれないことを説明するのはたいへんだ。製薬会社は、外来専門の診療所や外科の一般開業医が効果とリスクについての微妙な会話がしやすいとは言えない事情をよく知っている。スタチンの処方箋を書くほうがはるかに楽だ。特許終了前の「リピトール錠」——スタチン——は世界一販売量の多い薬だった。一九九六年から二〇一二年までにファイザー社に千二百五十億ドル（約十四兆円）の利益をもたらした。他方で、貧困国ではモルヒネが入手できずに必要のない苦痛の中で毎年数百万人が死んでいる。

開業医はしばしば薬の過剰投与を批判されるが、そこには世間の期待があり——とくにアイルランドとイギリスで——医師の診断を受ければ薬が処方されると思われている。医師もまた薬を出せば長く手間のかかる診療を終わりにできると考えている。某開業医によれば「失せろ」の丁寧な言い方だそうである。医師は心理療法を行う時間も材料もないので、ふつう比較的軽い一時的な鬱や不安症状のある人には薬が処方される。医師も患者も薬の効果に期待しすぎるし、リスクを軽く見過ぎている。私は患者——たいてい養護施設の——が二十種類もの薬を飲んでいるのをよく見かける。処方しないことは、薬の効能とリスクにつき長々と話をする必要があるので、処方するよりはるかに苦労が多い。多くの患者はそういう話ができないか、したがらない。高齢者は処方されないと医師が自分を見放したと受け取るかもしれず、他方、医師の中には最初に患者に薬を処方した医師への批判と受け止める者もいる。私の兄弟は不適切な薬の処方を見つける基準を考案した。例えば、互いに悪影響を及ぼすとされる二種類の薬を患者に与えることだ。しかし、私は「適切な」処方のほうが心配である。つまり、「根拠」によって許可され、ガイドラインとプロトコルどおり実施されても、個々の患者には効果はありそうもない。

キーラン・スウィーニー（一九五二～二〇〇九年）は開業医で学者だったが、彼は根拠に基づく医療の哲学的基盤について問うた。彼は――他にも多くの人が指摘しているとおり――この根拠は全住民の研究から得たという点を指摘した。そして

結果は、集団に起こることに関係し、一個人にではない。決定は客観的基準による根拠の解釈が基礎になり、患者と診断からはほど遠い。主観的根拠は忌み嫌われる。この意味で、根拠に基づく医療はほぼ常に医師向けである。医師による根拠の客観的な解釈に焦点を合わせることで、人間関係と診断の際の相手――患者――の役割の重要性を減じている。

スウィーニーは、統計の重要性と臨床の重要性を超えた「個人の重要性」があると主張する。いまこの人に重要なことは何か、である。医師の役割は、役に立つ根拠を評価し、患者の願いと選択を探り、それに応じて助言することだと彼は言う。医師の経験と訓練、人格がこの対話に影響を与えるが、「患者の発言はより重要である」。

医学は純粋科学ではなく応用科学である。科学ではないという人も多いだろう。医療は技能であり、実践なのだ。「科学的医療」という表現でさえ、医学は科学だと実は信じていないことを示唆している。誰が「科学的物理学」と言うだろう。多くの点で、科学と医学は正反対なのだ。疑問は

科学の核心だが、疑問を口にする医者は患者からは尊敬されない。これは医療の消費者中心主義と、身体は機械であってキッチンの壊れた器具のようにさっさと修理すべきだとするデカルト主義との現代的結合を反映している。最も成功している医師は、適格に診断を下し、治療法について患者に疑念を抱かせない医師である。これが補完医療と代替医療の人気が高い理由である。開業医は患者の問題の原因について確信を持っている。開業医がどの教会に属しているかで酵母菌《イースト》アレルギーかもしれないし、整列不良の椎骨にもなる。それはどうでもいいことだ。重要なのは、絶対的な確信をもって診断を下すことである。治療が有効だという確信は同様に徐々に染み込む。人々が医師の診断を受けようとする問題の大半は一時的、または自己制限的である。何をされても関係なく良くなるのだ。補完医療が継続してうまくいっているということである。自然は治癒し、同種療法《ホメオパシー》は診察料と信用を得ている。補完医療や代替医療は深刻な病気、とくに癌の場合に時々見られる。

医学の核心には逆説がある。医学の知的基盤は科学的精神だが、医療行為はちがうということだ。デイビッド・ヒュームの合理的懐疑主義は科学的思考の基礎だが、リチャード・ドールや、ペトル・スクラバネク、オースティン・ブラッドフォード・ヒル、アーチー・コクラン、トマス・マキューン、ジョン・ヨアニディスなどと違って実際に患者を診る医師にとってはたいへん不利な条件である。私たち医師は人々を、人々の不合理な思考や、差異、脆弱さ、騙されやすさで相手にしている。科学は医学に知識を与え、医学は科学に答えを求めるが、両者はまったく別ものであり、しばしば正反対の活動である。高名で気取った医師は、科学哲学者のカール・ポパー〔科学を科学にさせているのはその「検証可能性」ではなく「反証可能性」である。「科学理論」(仮説)は実験によって反証できなければならないとした)を引用したがるが、大胆な推測と徹底した反論の考えをもつポパー派の科学者は医学では成功しない。私たちがしていることの大部分は、根拠となる証拠はまったくというほどなく、医師はその限界内か周辺で仕事をしなければならない。『ブリティッシュ・メディカル・ジャーナル』が後援した「臨床の根拠」という企画は、治療と検査を含む三千例の診断を再調査した。三分の一は効果があり、一五パーセントは有害、五〇パーセントは効果不明であった。医療は新治療の採用には素早いが、なかなか治療法を手放さない。過去二十五年間、手術と内視鏡検査などの分野では、製薬会社の悪影響を受けずに根拠に基づく医療は順調に実施されてきた。数多くの無駄なかつての手順は捨て去られた。だが、大方の医師は不確実性と向き合うことが最大の腕の見せ所であり、患者の大半は平凡な、限定的な健康状態、つまり、貧困が原因の慢性的症候群が見られる環境で働いている。病院の総合診療は複数の疾病のある脆弱な高齢者の治療——医療面、社会的・実存的側面の支援——に主に関わっている。「地位につく」のに懸命な総合診療病棟はポパーの科学思想からは遠いようだ。

リチャード・アッシャーはヒューム的懐疑主義者であり、臨床医でもあるが、根拠がどうあろうと、医師の真摯な情熱と患者の盲目的信頼が結びつくと医療行為はうまくいくと述べた。熱心なふりはできないと言った。「自分がしている処置に乗り気でないと自分で分かるようなら、非常に才能豊かな医師で処置の結果が無視できるくらいでなければ、患者に信頼を抱かせるのは無理だろう」。アッシャーのパラドックス――「少しばかり信じやすいと、医師は善くなり、研究者は悪くなる」――はヒューム的懐疑主義者にとって医学が非常に難しい理由である。私がまだ若く経験不足の病院勤務医だった頃に手伝った賢明なリウマチ病医師は私にこう言った。「軟組織リウマチの概念を信じる気になれれば、この診療はずっとやりやすくなるよ」。〔「軟組織リウマチ」は筋肉や関節のあらゆる痛みやこわばりを指す一般用語で――しばしば心身症――エックス線や血液監査でははっきりした診断ができない〕。スペインの哲学者で作家のホセ・オルテガ・イ・ガゼットは著書『大学の使命（*Mission of the University*）』（一九三〇年）でこのことを巧みに表現している。「医学は科学ではなく、職業であり、医療行為である……医学は科学に支援を求め、有効だと考える研究の結果は何でも取ってくる。だが、その他は全部を置いてくる。とくに科学の最大の特徴を置いてくる。つまり、解決しにくく、疑わしいことの育成である」。

根拠に基づく医療の創設者は、その名の下で犯されることになる罪を予見しなかった。一九九〇年代に初めて治療のガイドラインが導入されたとき、私は有益な教材として歓迎した。しかし、ガイドラインは次第に強制的なプロトコル（実施手順）になった。これらのプロトコルはすべて「根拠に基づく」と言われたが、多くはジョン・ヨアニディスの鋭い眼光には耐えられなかった。米国ではプロトコルは保険会社が運営し、また、イギリスでは厖大な数の専門団体と特殊法人が支援してＮＨＳが運営した。プロトコルは根拠に基づくとされていたが、その採用と実施によって有意義な前進があったという証拠はほとんどない。プロトコルによる医療は、医療のほとんどが医師の助手やナース・プラクティショナーのような専門職助手に任される将来像の前兆と捉える者たちもいる。

イスラエルの行動心理学者ダニエル・カーネマンとエイモス・トベルスキーは、人間には生得的に欠陥があり、系統的認知バイアスや誤差はあるもののその理由を世界に説明した。個々の医師が経験や直観のような数量化できないもので診断を下すのは流行らなくなり、信用されなくなったが、こういう判断、こういう人間味こそ医療の神髄である。リチャード・アッシャーは「常識《コモンセンス》」を「混乱の真っただ中でも当然のことを見分け、遵法闘争や推測航法よりも明らかに正当なことをする能力」と定義した。医師の自由になる最も強力な治療法は、医師自身である。

第六章　病気の発明法

医産複合体は根拠に基づく医療の根幹を傷つけた。市場開拓のために偽病を発明して病理学（病気の分類）をも破壊した。二、三年前に私は新しい偽病に出くわした。「非セリアック・グルテン過敏症」である。私はある食品科学者の会合でグルテンを含まない食品について講演してほしいとの依頼を受けた。私への依頼は第一の選択ではないなと思った。私は研究員のときにセリアック病に関する論文を発表したことがあるが、以後このテーマについては偶にしか書かなかった。この分野の「重要人物」と見られてはいなかった。私は、とくにグルテン過敏が過敏性腸症候群（ＩＢＳ）の一因かどうかについて話してほしいと頼まれた。この疾患はふつう腹痛と膨張、下痢などの症状を引き起こし、ストレスが関係している場合が多い。私の診療所を訪れる患者でいちばん多くみられる症状だと思う。

セリアック病はグルテンに反応する遺伝的素質のある人に起こることが知られているが、現在は、セリアック病の検査（生検、血液抗体）で陰性でも、グルテンが原因だと〈思い込んでいる〉人たちが多い。この現象には「非セリアック・グルテン過敏症」のレッテルが貼られている。会合では、イタリア人医師がこの新疾患について熱く語り、これは非常によく見られ、原因は過敏性腸症候群や慢性疲労などいろいろあると主張した。私は、過敏性腸症候群でも、セリアック病以外の何についても、グルテン過敏が何らかの役割を果たす証拠は見たことがないと食品科学者に述べた。何人かの講演を聞き、この会合が商業目的であると知って驚いた。アイルランド食糧庁幹部は「○×を含まない」食品がブームになっている話をした。グルテンだけでなく、ラクトース、ナッツ、大豆等々を含まない食品のことである。地元大学の経済学部のマーケティング専門家はこういう食品の販売方法について助言した——グルテンを含まない食品の包装についての説明では「症候学（semiotics）」（医学の一分野で、患者の示す様々な訴えや診察所見を分類して意味づけを与える方法論）という言葉さえ使われた。非セリアック・グルテン過敏症は実際にはないと思われるが、会合の多くの出席者は明確にあると信じて行動してきた。某講演者がグルテン過敏に関する記事が急増している報道のスライドを映したので、私はそれを見てウィレム・ディックを思い出した。セリアック病の大発見をした人物である。彼は、この病気はグルテンが原因であるとし、苦労して自分の研究を発表した。

ウィレム＝カレル・ディック（一九〇五～六二年）はハーグのユリアナ小児病院で、後に（第二次世界大戦後）ユトレヒトのウィレミナ小児病院で働いていた小児科医だった。セリアック病の小児患者を数多く診察してきた。当時は、食品中の栄養が吸収されず、下痢、体重減少、貧血、成長障害を起こす謎の疾患だった。多くの患者がくる病（ビタミンD欠乏）のために骨が変形し、死者も見られた。ロンドンのグレートオーモンドストリート小児病院のクリストファー・ハードウィックの一九三九年の論文によれば、セリアック病の小児死亡率は三〇パーセントだった。ハードウィックは子供たちが死に至った経緯を説明した。「下痢が増え、重度の脱水症になり、最後は腸炎を起こして死亡した」。前々からこの病気は食品に関係があるのではないかと考えられ、ハース博士のバナナ療法など様々な食事療法が試みられてきたが、一貫して効果があるものはなかった。一九三〇年代にディックは、セリアック病の子供の食事から小麦を外すと回復したという例をいくつか聞き及んだ。第二次世界大戦の末期、すなわち一九四四〜四五年の冬——飢餓の冬——オランダではパンなどの厳しい食糧難に見舞われ、人々はチューリップの球根まで食べたという。ディックは、セリアック病の子供たちが、通常の小麦の代わりにコメやジャガイモの粉でできた「おかゆ」を食べて症状が回復しているように見えたことに気付いた。彼は一九四七年、ニューヨークの国際小児科学会に出席し、内気で無口な人物だったが、小麦とセリアック病に関する所見についてなるべく多くの同僚に話をした。数年後、ディックの同僚で協力者の生化学者ヤン・ファン・デ・カームルはこう記した。「彼を信じる者は一人もおらず、落胆して米国から帰国したが、動揺していなかった」。

ディックはユトレヒトへ移り、便に含まれる脂肪を計測する方法を開発していたファン・デ・カームルと協力して研究することにした。これは、セリアック病の子供たちの腸の栄養吸収率の低さを測る方法で、便に含まれる脂肪が多いほど、吸収不良が大きい。小麦を除いた臨床試験を開始すると子供たちが回復した。小麦を排除する前と後とで脂肪便の含有を測定して、食事療法の客観的証拠を提示した。その後、グルテン（パンに粘り気を与えるタンパク質）が疾患を起こす小麦の成分であることを示した。彼は研究成果に関する論文を書き、アメリカの大手小児科雑誌に送付した。受領の返事すら来ず、査読にも回されなかった。その間、バーミンガム大学とバーミンガム小児病院の研究グループがディックの研究を知り、その成果を試してみようとした。グループの一員のシャーロット・アンダーソンはセリアック病の子供の研究を直接見ようとディックのもとを訪れた。彼はアンダーソンの研究に一時協力することにした。彼女は後に彼の「古風な心遣い」に謝意を表した。ディックは正式に博士論文を書き上げ、一九五〇年にユトレヒト大学へ提出した。別の雑誌へも投稿した――スウェーデンの『スカンディナビア小児科会報（Acta paediatrica Scandinavica）』である。論文は認められたが、活字になって出る前に、ディックの研究成果を確認したバーミンガム研究グループの論文が『ランセット』に掲載された。ディックは数回卒中を起こして五十七歳の若さで世を去った。

一九八〇年代に私がセリアック病の研究を始めたときは、あまり見ないがよく知られた症状だった。イギリスでは二千人に一人程度がセリアック病と診断された。当時はアイルランドの方が多く見られ、とくにゴールウェイ州では三百人に一人の割合だった。振り返ってみると、当時のアイルランド国立大学ゴールウェイ校医学部と小児科学部の教授たちがこの病気に特別の関心をもって究明していた事実もあったからだ。一九八〇年代は正式なセリアック病の診断には、長く、苦痛を伴うクロスビーカプセル小腸生検が必要で、診断しにくかった（患者は空のチューブとつながるスチール製カプセルを呑み込み、カプセルが小腸に達するまで二時間以上待たなければならなかった）。しかし、診断はやりやすくなっていった。一九八〇年代末になると内視鏡を使って五分か十分で生検が得られるようになった。一九九〇年代には血液抗体検査が広く行われ、しかも、正確なことが実証された。病気がよく知られるようになったことと、検査のしやすさから、一九九〇年代から二〇〇〇年代にはセリアック病の診断数が急増した。イギリスとアイルランドの国民の約一パーセントがこの疾患だと考えられている。ただし、多くの国民は――おそらく大半――未診断である。セリアック病はもはや小児病とは見なされていない。どの年代でも診断されうる。欧米の数件のスクリーニング検査（血液抗体検査）での結果、セリアック病の罹患率は国民の一～二パーセントであることが分かった。治療法――グルテンを含まない食事療法《グルテンフリー》――は一生続けられ、効果がある。

一九八〇年代に私がセリアック病と診断した患者は重度の者が多かった。昨今では、診断した成人のほとんどはごく軽度の症状か、まったく徴候がみられない。診断のしやすさと、よく知れわたったことから、さまざまな軽い慢性症状のある人たちがセリアック病の診断を受けに来る。これらの「医学的に説明できない」症状には過敏性腸症候群や、慢性疲労、結合組織炎があった。セリアック病らしき疾患も数例あったが、ほとんどは違っていた。検査してセリアック病の陰性の結果が出ているのに――マスコミの話から――グルテンを含まない食事療法を試して体調がよくなった人もいた。彼らの医師は暗示とプラセボ効果のためだとした。だが、多くの補完医療と代替医療の従事者は実際の現象と考え、すべての慢性疾患にグルテンフリー食を推奨し始めた。患者に「あなたはセリアック病ではないが、体調がよくなるならその食事を続けなさい」と言っても納得せず、正式な病名を要求した。「慢性疲労症候群／ＭＥ（Myalgic Encephalomyelitis）」〔イギリス、カナダ、オーストラリア、ノルウェーでは筋痛性脳脊髄炎とも呼ばれている〕の苦い歴史が示すとおり、「医学的に説明できない」症状の患者は心理的なもので片付けられることにしばしば抵抗する。現代文化は心理学やその用語に精通しているように見えても「心身症」という概念には納得しないのだ。私の過敏性腸症候群患者の多くは「ストレス」よりもグルテン過敏と説明されるほうが好きなようで、慢性疲労の患者の中にライム病の原因となる細菌感染だと信じ込む人がいるのと同じである。現代の医師は、患者の意見と自分の意見の隔たりをなくすことに多くの時間を割かれている。

二千年紀を迎える頃にはセリアック病の研究者は行き詰まっていた。病気の診断も治療も容易だったのだ――これ以上何を知ればいいのか。そこへ、非セリアック・グルテン過敏症なるものが新たに登場した。二〇一一年二月、世界中からセリアック病の研究者十五名がヒースロー空港付近のホテルで一堂に会した。彼らは、自己診断のグルテン過敏症なるものに医学的信憑性を与えることと、または、彼らのいう「グルテンに関連する体調不良の新名称と分類についての合意」に熱心だった。商業的な議題もためらわず検討した。「グルテンフリー食を実行している人はセリアック病の推定患者数よりもかなり多いらしく、グルテンフリー食品の世界市場は活気づき、二〇一〇年の世界販売実績は二十五億ドル〔約二千七百億円〕に迫った。会合のスポンサーは大手グルテンフリー食品メーカーのドクター・シェールだった。会合の概要は二〇一二年の医学雑誌『ＢＭＣメディシン』に公表された。非セリアック・グルテン過敏症は今や「グルテン関連のさまざまな体調不良」と公認された。ドクター・シェールはこの合意を喜んでいたにちがいなく、その後数年間、非セリアック・グルテン過敏症についていくつかの研究をした。これらの研究は計画が拙劣で、内容は空疎で、二流の科学雑誌に発表されたが影響は少なく、ジョン・ヨアニディスが舌を舐めて骨抜きにしたがるような仕事だった。その中で稀によく企画された研究の一つが米国の権威ある『ガストロエンテロロジー』に発表されたメルボルンのモナシュ大学の研究であるが、自らグルテン過敏症を唱える人々はプラセボにもグルテン（丸薬状）にも反応しなかったそうだ。

結論が出ていないのに医学雑誌には非セリアック・グルテン過敏症の症状とその診断についての解説記事が多数掲載された。そのいくつかは一時期ハゲタカ出版のリスト入りした『ニュートリエンツ』に発表された。イタリア人小児科医のカルロ・カタッシ教授は非セリアック・グルテン過敏症に関する論文を『ニュートリエンツ』を中心に発表した。同教授はこの疾患に関する最高の著名人であり、ドクター・シェール社から「コンサルタント料」を受け取っている。二〇一五年の『アナルズ・オブ・ニュートリション・アンド・メタボリズム（Annals of Nutrition and Metabolism）』の批評では、非セリアック・グルテン過敏症の症状に以下を挙げた。腹部膨張、腹痛、元気喪失、疲労感、下痢、吐き気、空気嚥下症（空気の呑み込み）、胃食道逆流、口内炎、便秘、頭痛、不安、「ぼんやり」、麻痺、関節および筋肉痛、発疹、喘息、体重増加、膀胱炎、生理不順、「知覚」症状、不眠症、幻覚、気分の変動、自閉症、統合失調症、そして最後が――私のお気に入り――内方発育毛である。開示説明書には「記事の執筆に当たりネッスル栄養研究所の協力を得た」とある。

カタッシ教授は「非セリアック・グルテン過敏症の診断（ＮＣＧＳ）――サレルノ専門家の基準」と題する論文の筆頭執筆者でもあり、これも『ニュートリエンツ』に発表された。二〇一四年十月に三十人の「国際的専門家」集団がイタリアのサレルノに集まり「非セリアック・グルテン過敏症の診断の確立方法について意見の一致を見た」。会合はまたしてもドクター・シェール社の資金提供によるものだった。二〇一一年にヒースローに集まった専門家十五名中、サレルノ会合に出席したのは六名だった。グルテン過敏症教会に分裂があったのだろうか。専門家らは存在しない症状の診断基準を提示したのだろう。非セリアック・グルテン過敏症は、だから、ポストモダン疾患と呼んでよいもののモデルである。それは実証済み生体指標《バイオマーカー》（血液検査や生検など）をもたず、診断は疑わしい、かなり恣意的な症状スコアが土台になっている。その「発見」は患者の圧力と商業目的で専門家の意見を引き出したおかげである。サレルノに集まった専門家たちのオンライン写真を見て、三二五年の第一回ニカイア公会議が描かれたシスティナ礼拝堂のフレスコ画を思い出した。コンスタンティヌス帝が初期キリスト教会の教義の正統性を確立するために召集した会議である。産業主催のサレルノ会合もこれとよく似た目的があった。なぜ出席した専門家たちはこの偽病の診断方法に関する合意事項に名前を記さなかったのか。自分の研究のテストを念願しながらためらっていた臨床医のウィレム＝カレル・ディックとはちがい、サレルノの専門家たちは典型的な現代の生物医学研究者である。動機は科学より職業にあったのだ。ディックのもつ控え目さ、寡黙、そして「古風な心遣い」を共有する人間は一人もいない。彼らの目的はひたすら拡大である。合意声明で新しい病気を確立すること、つまり、ビッグサイエンス版ローマ教皇大勅書である。一八七〇年の第一回バチカン公会議で教皇不可侵が定められたのとまったく同じで、非セリアック・グルテン過敏症はこの布告で定められたのだ。新しい病気をつくり出して研究者たちは得をした。「患者」が何百万人も増えたという。それは「○×を含まない」食品の販売量が急上昇して食品産業に利益をもたらした。そして、心身症を訴える患者たちは、非セリアック・グルテン過敏症という社会的に受け入れられやすい診断を主張できるようになった。多くの人たちがこうして恩恵を被っているのなら、なぜ科学や真実を気にするのか。

合意声明は一九七〇年代以降、医学界の現状の一部であり、しばしばGOBSAT（good old boys sat around a table）〔ガイドラインの作成方法のことで、偉い人たちが集まって作成することを意味する〕とばかにされてきた。アメリカ心理学会は一九七三年に、同性愛はもはや病気ではないと決断した。学界の会員投票で病気と見なさないとの決定が全員一致でなされたのだ。ないとは思うが、再びいとも簡単に病気だと宣言する可能性もある。ペトル・スクラバネクは一九九〇年にコンセンサス会議という現象についてこう書いた。

合意がどうしても必要になるのは、合意がないからである。誰もが（ほぼ誰もが）当然と考える事になぜ賛成の議論をするのか。科学では、合意がなくても、教条的見解で知られる相手の肩をぽんと叩いて意見を押しつける機会を喜ぶ者たちを集めて合意形成しようとすることはない。逆に、科学者は作業台に戻って実験を繰り返したい強い思いに駆られる。

コンセンサス会議は、その製品が必要になりそうな「患者」層の増大によって、とくに医薬品業界の目的を遂げやすくする。たとえば、合意声明はコレステロール値や血圧の「異常値」を決めて「要治療」とする。慎重に出席者を選び「正しい」合意を保証する。根拠に基づく医療が信奉する「根拠の順位」では、合意声明は底辺あたりにあって「やつはパブへ行こうと言った」よりやや上だ。アルヴァン・ファインスタインは「専門家の合意は医学史を通じて昔からあらゆる間違いのもとである」と言った。イギリス人数学者のレイモンド・リットルトンは（オーストリア人物理学者で友人のトマス・ゴールドに因んで）一九七九年に「ゴールド効果《エフェクト》」という新語をつくった。ジェームズ・マコーミックとペトル・スクラバネクは『医学の愚者と誤謬（*Follies and Fallacies in Medicine*）』（一九八九年）の中で、「ゴールド効果」がいかに思い込みを確実性へと変容させるかを説明した。「研究論文は、『証拠が蓄積した』から始まり、『一般的に受け入れられている』と展開する論説に急速に移り、やがて『十分に確立されている』に、そして最後に『……は自明である』となる」。

セリアック病専門医は企業の後援を受け入れ、非セリアック・グルテン過敏症というかなり疑わしいものに態態お墨付きを与えたけれども、二人の企業家精神にあふれたアメリカ人医師である

『小麦は食べるな！（*Wheat Belly*）』（二〇一一年）の著者ウィリアム・デービスと、『いつものパンがあなたを殺す（*Grain Brain*）』（二〇一三年）の著者デイビッド・パールマターは、グルテンに対する世間の意識を次の段階へ移行させた。ベストセラーとなった彼らの本は、グルテンはセリアック病患者のみならず〈誰の〉身体にも悪いという見方を定着させた。デービス（心臓病医）は「現代の」小麦は「申し分のない慢性毒」であり、やめられなくなり、現代の肥満の主原因であると主張した。パールマター（神経病医）は「現代の穀物は脳を破壊し」、アルツハイマー症だけでなく「慢性頭痛、憂鬱、癲癇、極端な不機嫌」の原因となっていると主張した。もちろん、とんでもない話で、証拠があろうはずもないが、カッシ教授の「グルテン過敏症の臨床症状」のリストに比べると一つの抑止モデルである。パールマターの本も、デービスの本も何十万部と売れたが、科学者には認められていない。だが、科学はサレルノに集合した専門家たちの熱気が科学に与えた風評被害のほうをもっと懸念すべきである。

　こうしたことのすべてが新しい消費者と新しいマーケット全体を生んだ。イギリスが本拠の世論調査会社YouGovは、二〇一五年に「〈〇×フリー指向〉の消費者とは」と題する報告を発表した。グルテンだけが「〇×フリー指向」の食品ではない。消費者はラクトース、牛乳、ナッツ、大豆などさまざまな成分を含まない食品を選択できる。イギリス国民の一〇パーセントは「グルテンを摂取しないようにしており」、彼らの三分の二は過敏症ではなく、自己診断か何かによるもので、マーケティング専門家によれば「ライフスタイルを気にする人たち《ライフスタイラーズ》」であるという。この人たちは若々しく、社会的地位が高い、女性、菜食主義者、運動を欠かさず、「精神性を重視するが、宗教を信じない」傾向がある。イギリスの「〇×フリー」食品市場は年間売上げ七億四千万ポンド（約九十七億円）と活況を呈している。グルテンフリー食品はそのうちの五九パーセントである。同市場は年率約三〇パーセントで拡大している。アメリカ人は二百万人がグルテンを食べた後に症状が出たと言っている。米国の成人の三分の一はグルテンの摂取を減らすか、食べないようにしていると言う。グルテンフリーのシャンプーが発売され、グルテンフリーの休暇まである。この馬鹿さ加減をあざ笑うのは簡単で、多くの人たちがそうしている。ユーチューブでJ・P・シアーズの「グルテン不耐性になる方法」を調べてみれば分かる。他方、女優グウィネス・パルトロウ、歌手マイリー・サイラス、テニス選手ノバク・ジョコビッチなど何人かのセレブは、グルテン回避の効果を宣言している。マイリー・サイラスは「みなさん一週間グルテンを食べないでいてください。肌と身体的、精神的健康は驚くばかり！　引き返せなくなりますよ！」とツイートした。グルテンフリー食品の市場は、今までは小さいニッチビジネスだったが、ここ数年で急拡大している。二〇一四年の米国のグルテンフリー食品売上高は百二十一億八千万ドル（約一兆三千四百億円）だった。二〇二〇年には二百三十九億ドル（約二兆六千三百億円）まで増えるだろう。

人口の一パーセントを占めるセリアック病患者を除き、グルテンが有害だという証拠はない。しかし、セリアック病でない人がグルテンを含まない食事をとると心臓病のリスクを高めることがある証拠はどんどん増えている。そういう食事では心血管疾患を抑える全粒穀物の摂取が減るからだ。

マーストリヒト大学の健康食品技術革新管理の教授フレッド・ブラウンズは「小麦は肥満と病気の原因になるのか」という簡潔な表題で、二〇一三年『ジャーナル・オブ・セリアル・サイエンス』に論評を書いた。彼は、ウィリアム・デービスとデイビッド・パールマター両名による反小麦の主張――すなわち、体重が増えて糖尿病になり、やめられなくなる――を検証した。彼は、現代の小麦には高レベルの「毒性」タンパク質を含んでいるとの説（デービスとパールマター、ヒースローで会した専門家たちによる）についても発言した。ブラウンズらは小麦の生化学に関するあらゆる科学文献を調べ、小麦（とくに全粒小麦）は、二型糖尿病や心臓病の発症率を下げるなど健康にかなりの効果があるとの結論を出した。私たちがいま口にしている小麦が、生産量が多く害虫に強いこと以外には、旧石器時代に食された小麦とは違うという証拠はなかった。どの国でも、遺伝子操作した小麦は市場に出ていない、つまり商業用に栽培されていない。「選択育種が小麦の栄養価や健康効果に有害だという証拠は何一つなかった」との結論を出した。

バージニア州のジェームズ・マディソン大学の宗教学教授アラン・レビノビッツは、現代アメリカ人のグルテン不安症と古代中国の「穀物を摂らない」僧侶の話の類似点に着目した。二千年前に繁栄した初期の道教信者は「五穀（雑穀、麻、コメなど）は「生命を断つハサミ」で、病気と死につながると信じていた。五種の穀類を摂らない食事は申し分ない健康状態、不死、飛翔力さえ得られると信じた。レビノビッツは『グルテンの嘘（*The Gluten Lie*）』の中で現代アメリカ人のグルテン不安症を一連の食品神話の中に位置づけている。「グルタミン酸ナトリウム（ＭＳＧ）と同じように、グルテンは有害との大衆の予想は、高収益を生む非科学的な恐怖を煽り、信頼できる医師のお墨付きが得られる。こういう医師たちは現代性と科学技術に係る根深い不安に踏み込み、私たちのあらゆる問題を単一の原因に帰して安易な解決法を提供している」。

多くの人々が不必要にグルテンフリー食に執着するのは問題なのか。結局それは各人の選択であり、その人が満足なのに、なぜパンを食べる私たちが悩むことになるのか。グルテンの話は貧富の差の拡大の現れである。人類史のほとんどで、食物に関する主な不安は、その不足だった。現代では、心配性の人たちは、食品を健康への脅威と見なし、少々値段が高くても「○×を含まない」食品を買おうとする。科学的知識のない人たちは食品産業の言うことを額面どおり受け取ろうとし、SNSやテレビで大量の宣伝を浴びせられた子供たちがさらに圧力を加える。食糧が乏しかった時代は、貴重な食糧源が無駄になるので、つまらないことを騒ぎ立てると顰蹙《ひんしゅく》を買い、社会の非難を受けた。かつてはただのこだわりだったことが、現在では独善的なスタンドプレーにまでなり、自己診断による食品アレルギーはしばしば慢性的摂食障害という〈悲しみの道《ヴィア・ドロローサ》〉〔キリストが歩いた刑場までの道〕への第一歩となる。

奇妙な逆説がある。グルテンフリー食にすべき人たち〔セリアック病の人〕のほとんどがそうしていない。セリアック病の人のほとんどが診断未確定だからである。グルテンフリー食をしている人たちの大部分は、セリアック病ではないからグルテンフリー食をすべきではない。「ライフスタイラー」は惑わされており、非セリアック・グルテン過敏症は偽病である。セリアック病の人たちは気まぐれなグルテンフリー熱に対して相反する感情を持っている。現在ではグルテンフリー食品の入手がたやすく、レストランやスーパーはグルテンに配慮しているので彼らは恩恵を受けている。しかし、自己陶酔的《ナルシスティック》なライフスタイラーと、本当にグルテンフリー食が必要な一パーセントの人たちの状況を矮小化する自己診断のグルテン不耐性には憤慨している。

セリアック病の大発見はウィレム・ディックの功績だった。これはほとんど金銭的、組織的支援を受けずに働いた信念の臨床医が成し遂げた医学の黄金期以降の典型的な大躍進である。ディックは重要な発見を発表しようとし、それからセリアック病に関して数えきれないほどの論文が発表されたが、その多くは――私の論文のような――臨床的に意味がないか、患者に益をもたらさない免疫学的現象を説明するものだった。研究の大半は「レンガ工場にごろごろしている」レンガをつくっていると述べたジョン・プラットの観察は、セリアック病研究の大要をまとめている。恥ずかしながら、私もレンガを二、三個つくったことを認める。セリアック病は診断も治療も容易なのに、研究はまだどんどん行われ、会議があり、合意声明が出されている。ディックは黄金期からの素人研究者の好例である。誠実で、控え目で、他の研究者に進んで協力する姿勢は現代では古風にも見える。〈飢餓の冬〉（一九四四年、オランダ）での彼の思いつきは多くの病気の子供たちの命を救った。この慎ましい古風な医師は、非セリアック・グルテン過敏症と、サレルノの専門家たち、マイリー・サイラスのことをどう思うだろうか。

第七章　「意識啓発を即刻やめよ」

コロンビア大学のアンナ・クリーゲルとベンジャミン・レーブヴォールは、NSGC（非セリアック・グルテン過敏症）の「診断と病態生理学は当てにならないにもかかわらず、世間の意識は高まっている」と述べた。グルテン過敏症研究者は自分の活動の正当化のためにこの「意識」を掲げている。意識啓発は医産複合体にとって重要な戦略なのだ。毎週、私は医学新聞二紙を無料で受け取っている。紙面の多くは会議中の医長や、派手なウェアでゴルフをする一般医の写真で埋まっている。近年は新種の〈やらせ〉写真が出現している。〈意識啓発〉の写真だ。対象は病気であれば一般的でも珍しくてもなんでもいい。こうした病気に世間の注目を集めようとするグループの組み合わせはだいたい次のようなところだ。神経質そうなその病気の専門医、満足気な患者、治療薬を製造する製薬会社代表者、患者の代わりの協会理事長、そして、切り札——政治家やメディアの花形、スポーツ選手である。ふつうは勇気づけのスローガンとともにポーズをとる。各々はそれぞれの理由でカメラの前でポーズをとる。医師はこの誇大宣伝が研究費とスタッフ、施設を生む一方で、自分の知名度が上がることを期待して「私の病気はあなたの病気よりも上だ」の新策略を弄している。製薬会社はもちろん自社製品の売り上げ増を目論んでいる。患者はマスコミの目には不慣れだが、大好きなのだ。医学協会理事長――ふつうは協会唯一の常勤従業員――は部下を仕事に繋ぎ止めるだけのお金が入ることを期待している。政治家は何にでもポーズをとる。ほぼ毎週のように退任した閣僚がこの種のフリーペーパーに顔を出し、あらゆる病気の意識啓発を行っている。メディアの花形やスポーツのスター選手は出演料を受け取るだろう。皆が得をする。

患者支援団体は、最初は誠心誠意で活動を始めるが、どうしても産業に乗っ取られるのは避けられず、単一争点の過激派に支配される。私はこういう団体の会合で講演したことがあるが、数年後には招待を断った。NHSで働いていたとき、地元の大腸炎とクローン病患者支援団体の年次総会にきまって出席していた。親切で温厚な人ばかりだったが、毎年そこで「牛乳配達」に出会った。彼が患者なのか、患者の家族なのかは分からないが、毎年彼がいることで、ヨーネ菌（結核菌に近い細菌）に汚染された牛乳を飲んでクローン病が拡散するという妄想が消えなかった。複数の研究でこの細菌がクローン病の原因である可能性は最終的に否定されたが、毎年「牛乳配達」は質疑応答のときに手を挙げ、なぜ私は牛乳の販売禁止のためにロビー活動しないのかと質問した。

病気への意識啓発活動は何らかの想定に基づいている。すなわち、一般市民の疾病の認知度と患者に対する同情心の有無の程度、ロビー団体への寄付の関心度を測ること、さらに、政治家が――

当世の流行に合わせて――疾病の新治療法と施設への資金援助をする可能性があること、そして、意識啓発が十分でなかったら、寄付も政府の歳出も使途は他の病気へまわすことを考える。社会についても治療についても矮小な見方だが、多分に真実だ。アイルランドは人口五百万人に満たない小国だが、数百ある疾病患者支援団体を援助している。アイルランドの慈善活動は一連の金融不祥事後は輝きを失ったが、団体理事長にはメディア対応の経験が高く評価されてたいてい元政治家などの有名人が雇われている。アイルランドの医療サービスはEU諸国中の最下位である。急性期病院の医療体制はつねに収容能力以上の対応を強いられており、全人口の一五パーセントは医長との面談に順番待ちである。選挙制度（比例代表制）のために政治家は地区の小規模総合病院など地元民の関心に非常に敏感である。だから、医療は政治判断で決定されることが多く、保健医療ロビーの大小が決定に反映する。

ダブリンの聖ジェームズ病院の卒中専門医で、アイルランド公共医療サービスの国家卒中プログラムの責任者を務めるジョー・ハービソンは、二〇一六年、不満も露わに『アイリッシュタイムズ』に「卒中患者も癌患者と同等に大事である」と書いた。高額の癌新薬は資金援助されるのに、卒中という派手さのない疾病は放っておかれた。「一年間に癌新薬にかかる費用は七年前に国家卒中プログラム開始後に投じられた総額よりも多い」。名指しの批判ではないものの、ハービソンは闘志むき出しのアイルランド「癌団体」を皮肉った。

私たちの画期的治療法が軽視されてはならない。患者が主張できなくなるからだ。公共医療サービス支出は、介入の費用対効果が最大となるように優先順位をつける必要がある。メディアと政治家の関心を買う者が優先順位を決定すれば、勝者より敗者を多く生むことになる。政策提言のための支援が最も少ない人たちや、状況をはっきり発言できない人たちは十分な医療が受けられなくなる。

医師は意識啓発競争の積極的な参加者である。腫瘍専門医は卒中専門医と共有する基盤がほとんどない。限られた資金を奪い合う仲である。〈私の病気はあなたの病気よりも上だ〉競争に眉を顰めるのは、英国王立精神科医学会の前会長サー・サイモン・ウェセリー教授で、『ブリティッシュ・メディカル・ジャーナル』で次のとおり発言した。

精神の健康啓発週間を迎えるたびに気持ちが沈む。意識啓発など必要ない。すでに意識の高い人たちには対応できない……すぐにやめるべきだ。どちらかといえば、私たちは意識しすぎるくらいだ。七八パーセントの学生が学生会に精神衛生上の問題を抱えていると訴えたら、何が起こっているのかと不思議に思うだろう――「それはおかしい」と考えるのがふつうだ。

ハリー王子のようなセレブでさえ精神病の汚名返上のために広報活動をしたのに、精神医学では研修医を採用しにくく、身体と精神の病に対する医療はほぼ完全に分離状態だとウェセリーは指摘した。これだけ意識啓発がありながら、医師そのものが精神医学にも精神病患者にも偏見を抱いている。統合失調症のような重度の慢性精神疾患のある人たちは意識啓発では真の敗者になると精神病医の友人は私に語った。患者は身体医療も精神医療もどちらもより良い治療を受けたいと必死であり、彼らの寿命は一般の国民よりかなり短い。政治家は自殺防止キャンペーンを支持し、医師の増員を要求しているが、自殺の大きな原因である貧困と失業に声を上げることに方向転換すべきだとウェセリーは苦々しそうに述べた。

他方、人生の避けがたい苦悩と盛衰、窮境は精神病の新名称を被せられ、友人は「苦難の社会的不寛容」と呼ぶ。ウェセリーは、精神病医は誰も彼も精神病にしようとする地球規模の陰謀の一部であるとする告発を退ける。「その反対だ。私たちこそ悲哀と憂鬱の間の、奇異と自閉の間の、内気と対人恐怖の間の境界線を維持しようと努める者たちだ」。この境界線を維持するのは難しい。病院勤務の精神病医は重度の慢性精神病患者の治療に誠心誠意努めているが、開業医はこの途方もない苦悩に対する社会的不寛容を五分か十分の診察時間と抗うつ薬の処方でどうにかするしかない。

執筆中の今日、四月二日は「世界自閉症デー」である。四月には健康啓発の日がほかにも四回ある。四月七日の「世界保健デー」、十日の「世界ホメオパシーデー」、十七日の「世界血友病デー」、二十五日の「世界マラリアデー」である。私の病院では、啓発日には病気に関連した医師と看護師が病院の正面玄関と食堂の外に場所を設置し、私は必ず引っ張り出される。たとえば「世界糖尿病デー」（十一月十四日）には血糖値の検査を、「世界高血圧デー」（五月十七日）には血圧測定をしてもらえる。今日では、健康啓発の日がありすぎるぐらいで、一九五七年に社会学者のポール・ラザースフェルトとロバート・マートンが名付けた「麻酔性逆機能」を経験し納得する。マスメディアから多くの情報をもらえばもらうほど行動を起こさなくなるということだ。私たちは健康と病気に関する情報を大量に浴びせられている。近ごろの啓発活動は途方もないレベルまでこの仕組みを使っている。二〇一二年に運動ニューロン病（ＭＮＤ）の啓発活動として「アイス・バケット・チャレンジ」が現れた。セレブの自己愛と、弱い者いじめ、ソーシャルメディアを通じた正当性の主張など独特の組み合わせに後押しされて熱狂ぶりは二〇一四年にピークに達した。マクミラン癌救済支援財団（Macmillan Cancer Support）が「アイス・バケット・チャレンジ」の乗っ取りを非難されたときは手に負えなくなっていた――必要とされたら〈私の病気はあなたの病気よりも上だ〉現象が存在する確かな証拠である。アイルランドのレオ・バラッカー首相は、抜け目ないソーシャルメディアの利用を感心もされ、非難もされた。首相のホームページにはダブリン大学のトリニティカレッジでバケツの冷水を浴びる姿が載った。バラッカーは学生たちに水を浴びせられたように濡れ、さもわざとらしい姿を見せている。彼の両脇には、トリニティカレッジ医学部長とアイルランド保健調査委員会ＣＥＯが腰かけ、やはりずぶ濡れで満面の笑みを浮かべている。

啓発活動の中には、実際にはプロトコルの根拠が疑わしいときにも、医師の働き方をプロトコルで強制して激変に導いたという成功例がある。その最たる例が敗血症だ。感染症は人命を奪う史上最大の脅威だが「敗血症」となりイメージが変わった。敗血症は高齢女性の肺炎から、十二歳の子供のひっかき傷による敗血症（血液中毒）まで幅広い。そんな十二歳の一人がロリー・スタウトンで、二〇一二年にニューヨークで死去した。バスケットボールをして遊んでいる時に腕に怪我をし、そこから運悪く敗血症になった。さらに不運なことに、掛り付けの小児科医とニューヨーク病院の救急医師のどちらも症状の深刻さに気づかなかった。残された家族は、しばしば意識啓発活動で悲しみを訴えるが、アイルランド生まれで、ロビー活動家であるロリーの父親のキアランは、敗血症防止のためのロリー・スタウトン財団を設立した。財団は二〇一三年の敗血症に関する上院公聴会でロビー活動を行った。これでニューヨーク州の全病院が敗血症の検診と治療のためのプロトコルを導入する規則を採用することになった。さらに、州内の児童・生徒全員の敗血症学習が必須になった。

「ロリーの規則」は〈感情に基づく医療〉と称すべきものの一例である。残された家族には遺族ならではの重みだけでなく、医療上の重みもあると見なされる。たとえば、モーリス・サーチは、妻のジョゼフィン・ハートの死後、癌の研究に新法を持ち込もうという無謀な試みに出て、分別ある大勢の人間が巻き込まれた。キアラン・スタウトンがプロのロビー活動家でなかったら、私たちはロリーの名前を知ることはなかっただろう。彼は医療関係者から敗血症の啓発の舞台を与えられ、私の病院はじめ多くの病院で定期的に講演している。講演で開口一番に「私は失意のどん底にあります」と述懐する人に質問は浴びせにくい。たびたび涙を堪えながら訴える人に、抗生物質の過剰投与や脆弱な高齢患者への不適切な処置についての疑問をぶつけられようか。「ロリーの規則」採用後、ニューヨーク州だけでも五千人の命が救われたと彼は言う。この人にその統計数字は怪しいと問えるだろうか。親にとって最も辛いことがキアラン・スタウトンに起きたので、彼は我を忘れてのめり込んだ。敗血症の唱道者たちは勢力拡大のチャンスと見て次々に現れた。彼らの使命は敗血症への「意識啓発」であると言う。後援者にはふつうは見えにくい別の課題がある。厖大な統計資料を利用し、メディアに度々登場し、キアラン・スタウトンのような素人チャンピオンに取り入る(むしろ利用する)姿がよく見られる。

現在、すべての病院に指定敗血症プロトコルがある。敗血症の〈事前警告〉は漠然としているので、高齢入院患者の大多数を静脈内輸液と抗生物質、尿道カテーテル挿入などの「敗血症の六項目」の対象にしている。次の六項目の二つに該当すれば処置が必要と見られる。すなわち、脈拍数九〇以上、呼吸数二〇以上、体温三八度以上、または三六度以下、意識レベルの変動、血糖値七・七以上、白血球数一二以上、または四以下、である。高齢患者のほとんどがこれらに当てはまり、敗血症ではないのに不要な輸液と抗生物質投与を受け、膀胱にカテーテルを挿入されていることに気づく。敗血症に医師の注意が必要なことはキアラン・スタウトンの言うとおりだが、高齢者にとっては静脈輸液(心臓疾患)と抗生物質(クロストリジウム・ディフィシル腸炎)、尿道カテーテル(逆説的になるが、敗血症)はリスクがあることに留意しなければならない。医師は相当多くのことに注意が必要で、そのことが、医師になるのは難しく長期の訓練が必要なことの理由である。

敗血症プロトコルに対する不安が増大している。ハーバード大学医学部の一部の者が、二〇一四年に『ニューイングランド・ジャーナル・オブ・メディシン』で懸念を表明した。

敗血症の規定にはリスクがないでもない……医師の行動を規制するプロトコルは、非感染症に対する広域抗生物質投与、不必要な検査、挿入カテーテルの過剰使用、不足する集中治療室の転用、そして非敗血症の診断遅延などの不適切な処置を促すリスクがある。

二〇一七年六月、『ニューイングランド・ジャーナル・オブ・メディシン』は「ロリーの規則」導入後の二年間（二〇一四〜一六年）にニューヨーク州内の病院で敗血症の治療を受けた四万九千人以上を対象にした研究を発表した。同研究によれば、医師が敗血症プロトコル（三時間規則）の着手に一時間遅れるごとに死亡率は三〜四パーセント上昇した。ロリー・スタウトン財団はこの研究をもとに、ニューヨーク州では五千人の命が救われたと主張している。誰もが納得したわけではない。敗血症専門医でロンドン大学カレッジ集中治療医学のマーヴィン・シンガー教授は、三時間以内にプロトコルの処置を終えなかった患者の死亡率は二三・六パーセントだったと指摘した。同時間内にプロトコルの処置を実施した患者の死亡率はわずかに低い二二・六パーセントだった。シンガー教授は「一時間ごとに結果が違うという考えは、医師に時間との戦いだと思わせる。患者への三時間という時間に差はまったくないと考える」と述べた。試験は遡及的で非ランダム化であり、著者らは「結論は交絡（因果の判断を惑わすもの）によって偏っているかもしれない」ことは認めた。そのような交絡因子の一つが最初に抗生物質を選んだことの妥当性だが、これにはデータがなかった。この研究が「ロリーの規則」導入によって五千人の命が「救われた」ことを証明したと主張するのはばかげている。ロリー・スタウトンは運が悪くて死んだのだ。一つの手落ちだけではなく一連の誤りだったのであり――医療過誤の古典的スイスチーズモデル（医療過誤はスイスチーズの穴を抜けるように偶然が重なって発生するといわれている）――医師の側に敗血症に対する大きな無知があったからではない。他方、私は敗血症と誤診された患者を多く見ており、中には敗血症の治療によって症状が重くなった患者もいる。これは、敗血症患者のほとんどは運悪く引っかき傷からなった十二歳の子供ではないからだ。

二、三カ月前、病院の正面玄関のそばの机の前に血液学専門医の医長が座っていた。机のそばに今日（十月十三日）は「世界血栓症デー」であることを知らせるポスターが貼ってあった。入院患者の中には、ふくらはぎの静脈に深部静脈血栓症（DVT）という血栓ができる者がいる。場合によっては、その血栓が剝がれて肺へ運ばれ、命にかかわる肺塞栓（PE）を発症する。深部静脈血栓症と肺塞栓は一括して静脈血栓塞栓症（VTE）と呼ばれ、最も危険なのは股関節置換手術のような整形外科手術を実施中の患者である。これらの患者は血栓の危険を大きく減らす抗凝血剤（血を薄める）ヘパリンを日常的に注射されている。これらリスクの高い患者にはヘパリンを投与するとの合意があり、現在イギリスとアイルランドの病院に入院中の患者は全員、血栓のリスクのチェックボックス評価を受けなければならない。六十歳以上の患者はリスクありと見なされる。入院患者のほとんどは六十歳以上なので、救急入院した大多数の患者はヘパリンを与えられている。この業務の最大のメタ分析の一つは、ヘパリンで肺塞栓のリスクは減少したが、深部静脈血栓は減少せず、死亡率も減少しなかったことだ。それ以上に困ったことに、血栓を防ぐたびに大出血が二度起こった。一人に一個の栓子を（寒栓）予防するために約四百人の患者にヘパリンを投与する必要がある。これは必ずしも説得力あるデータではないが、私の病院の入院患者の大多数はまだヘパリンを与えられており、若手の入院担当医師はプロトコルでそうせざるを得ないからである。「世界血栓症デー」のポスターは私の病棟にも目立つように貼られている。「誰でも静脈血栓塞栓症を進行させるリスクがあるかどうかを知る『権利』があります」。

ガイドラインは指針を示すにすぎないが、プロトコルは強制である。疑似敗血症のプロトコルは、医師が病人を認識できず、迅速かつ賢明な処置が取れないことを前提にしている。敗血症のプロトコルはロリー・スタウトンを救ったかもしれない。それは分からない。敗血症プロトコルは過剰診断と不適切な処置という点では膨大な費用がかかっている。医師はやむを得ずこれを受け入れた。敗血症プロトコルは極端に視野の狭い集中治療医が促進している。彼らは十代の若者の敗血症を診断するが、一般病棟の八十歳の高齢女性を診断する必要はない。この女性は敗血症ではないと見られるが、判断力がやや低下し、脈拍数は九〇以上で、「敗血症の六項目」に該当するからである。同じように、血液学分野では肺塞栓の患者がいるため静脈血栓塞栓症（ＶＴＥ）予防プロトコルに従わなければならない。彼らはヘパリンで大量出血をおこす患者を診ることはない。専門医は自分の狭い専門分野の一部しか見ていない。残る私たちは曖昧さと混乱に対処しなければならない。

製薬会社の最大の目標は病人から健康人へ焦点を移すことにあり、スタチンのような薬を一生飲み続けなければならない「患者」の巨大市場をつくり出すことである。イヴァン・イリイチはこれを予言した。「文化は製薬会社の侵略の餌食になり得る。どの文化にも、その毒、薬、偽薬、そして行政の舞台装置がある。そのほとんどは病人よりも健康人のために用意されている」。医学界はイリイチを変人とか預言者エレミヤと切り捨てたが、四十年経って、彼の警告の多くは現実になっている。医薬品産業の侵略は病人よりも健康人が目的だと言ったイリイチの予言は的中し、病気を売る「病気屋」が出現した。つまり、健康人の大集団にはどんな薬でも必要だと説いて薬の新市場を開拓するのである。まさに意識啓発活動の真価を発揮したといえる。患者団体と医師に試験や検査を奨励され、これまで健康だと思ってきた大多数の人々は血圧やコレステロール値から将来何かの病気になるリスクがあると考えるようになった。特定の薬はリスクを下げ、それを一生飲み続けなければならないと告げられる。病気屋の存在は「関心の対象が病人から健康人へ、貧乏人から金持ちへ移ったということだ」とイオナ・ヒースは書いた。

この急拡大を達成するために、製薬会社は医師、とりわけ医学者の協力を必要とした。彼らは業界では「重要なオピニオンリーダー」と呼ばれている。製薬会社は、高額の謝礼を支払って「リーダーたち」を集め、諮問委員会を設立する。委員会は、ふつうはインチキ教育会議や、医学雑誌丸抱えの食品配布、新ガイドラインの確立などで、専門家の意見形成の最善の方法を助言する。患者支援団体はお金と教材を要求する。アイルランドでは製薬会社が国民へ直接宣伝することは禁じられているが、網をかいくぐってラジオ、新聞、テレビ、ＳＮＳなどで意識啓発を行っている。これらの宣伝活動の中には見抜けないように巧みに誤魔化しているものがある。私は、最近『アイリッシュタイムズ』で「患者団体は医薬品入手のために道路を行進すべきではない」という感情的な題の記事を目にした。筆者シルビア・トンプソンはこう書いた。「患者団体、科学、および産業のためのアイルランドの環境（The Irish Platform for Patient Organizations, Science and Industry ＩＰＰＯＳＩ）は、アイルランドでは画期的な新薬が患者の手に入らないか、届くのに非常に時間がかかるとの懸念を表明した」。ＩＰＰＯＳＩは、サイトによれば、「患者を医療改革の中心に据えるために患者と政府、産業界、科学、学界と協力する患者主導団体」とある。十八名の役員会メンバーは医学者、製薬会社幹部、疾病擁護団体の代表らの混成である。この組織の資金源は不明だが、同記事には「アイリッシュタイムズ・コンテンツスタジオ」提供とある。同紙のサイトによれば、「この団体はブランド価値を紹介するコンテンツを流し、大衆をコマーシャルコンテンツに引きつけ、多くの事業提携相手との業務関係を拡大するためにつくられた」。

製薬会社は、他企業と同様に需要に応えて市場で活動すると主張している。これはまったく事実ではない。なぜなら市場は悪用されているからだ。需要は人為的に作り出され、拡大されている。医学者はそのかされるか、買収されて新製品を宣伝する。こういう勧誘には医学会の「サテライト」セッションで発言して儲かる招待もある。会議の代表は無料飲食のあるこれらのシンポジウムには引きつけられる。こういうイベントは、従来は会議とは別と見られていたが、ここ数年でメインプログラムになり始めた。数年前、私は英国胃腸病学会でその種の企業がスポンサーのイベントに出席した。その関係企業は非常に高価な潰瘍性大腸炎とクローン病の薬の意識啓発を望んだ。シンポジウムの議長を務めたのは、炎症性腸疾患分野で名のある医学界の指導者ではなく、有名なテレビのニュース解説者だった。彼は会議の最初から最後まで、部屋を間違って入ったかのように、進行中ずっと困ったような表情で専門用語やパネルメンバーの名前に苦労していた。

製薬会社はふつう患者支援団体に資金提供する。支援団体は、癌の新薬でよくやるように、新薬に関する好ましい情報をどんどん投げつけ、それからロビー活動する。関係する学者たちは支援団体で新薬を賛辞する講演を行い需要を喚起する。医師がごく気軽にこういうキャンペーンに採用されるとは驚きである。研究機関の医師はときどき資金援助を訴える。諮問委員会のメンバーらが授業料を補助することがあるからだ。「とてもやりがいがありますよ」とある教授は私に茶目っぽく言った。尊大で独善的なスタンドプレーとの誹りを招くといけないので、私も製薬会社の助成金を受け取ったことを白状します。みんながやっていると自分に拙い言い訳をした。一九九〇年代末、私がある会議に出ると、二人の学者が新しい生物学的薬剤は特定の腸疾患の「魔法の弾丸」か、否かについて討論していた。討論の最後に聴衆の挙手が求められ、大多数がはっきりと魔法の弾丸では〈ない〉に投じた。だから、数カ月後にその討論会の記事を掲載した教材と称する分厚いニュースレターを受け取ったときは驚いた。その筆者は、出席者の大多数がこの薬は確かに魔法の弾丸であることに同意したと報じていた。大手製薬会社の商売のやり方にほぼ間違いはなかったが、これには驚いた。私は英国製薬工業協会に公式の苦情通知を書き送った。協会は私の苦情を認め、会社に少額の罰金を科した。まもなくして、ある会議の場で、その会社の幹部が私に、フロリダの教育会合に夫人同伴で出席しないかと近づいて来た。私はお断りした――「タダより高いものはない」道へ転落する第一歩だった。

この巨大新市場の創造は製薬会社を潤し、二〇一四年の世界中の収益は一兆ドル（約百十兆円）超となった。一方で、病人はみじめだ。国民はますます検査プログラム（乳癌、子宮頸癌、大腸癌、高血圧症、高コレステロール値など）の対象になるものの、急病で入院となっても、何時間も救急部のストレッチャーに放っておかれる。やっと病棟に運ばれても、そこは混沌として汚く、人手も足りないことが多い。ホスピスは続けるために慈善事業に頼らざるを得ず、ベッド数がかなり少ないので、ホスピスより十倍もの人が総合病院で亡くなっている。

医療は病人、死にそうな人、脆弱な人をきちんと優先すべきだ。医療への資金投入は、感情ではなく、必要に基づくべきであって、特定の利益、特定の疾病の患者団体のロビー活動に左右されてはならない。だから氷水のはいったバケツはすぐ片付けなさい。撮影会は中止しなさい。患者支援団体は解散しなさい。意識啓発活動で健康人を困らせてはいけない。どうしてもロビー活動したければ、救急部の虚弱な高齢者への人間的な対応についてであって、意識啓発はやめましょう。

「意識啓発を即刻やめよ」

第八章　終わりのない癌との戦い

癌は意識啓発の王座に君臨する。一九七一年、リチャード・ニクソン大統領は「癌撲滅運動」を公約にして米国癌対策法（National Cancer Act）に署名した。大統領は国民が気がかりなことを鋭敏に察知し、国民の最大の恐怖は核兵器による全面破壊ではなく、癌だと考えた。「癌との戦い」という表現は使わなかったが、「ウォーターゲート」のようにニクソンの名前と永遠に結びつく。米国癌対策法はニクソン政権の最大の業績になると予言した。新戦士の中の最も意気盛んな者は、一九七六年のアメリカ建国二百年記念祭までに癌を〈やっつけられる〉と予言した。この楽観主義はいくつかの点で不合理ではなかった。アメリカはその二年前に月に人間を送ったではないか。第二次世界大戦から数十年を経て、医学は飛躍的進歩を遂げた。感染病は大部分が克服された――ならば、癌も克服されるだろう。しかし、大統領は敵を粉砕することなく、癌は今や心臓病を抜いて米国民の殺人鬼の筆頭である。一九七一年から二〇一二年までの約四十年間に五千億ドル（約五十五兆円）

が癌研究に費やされた――癌で死んだ国民一人当たり二万ドル（約二百二十万円）である。一九七一年以来、癌治療の進展はそこそこで、数少ない素晴らしい進歩もあったが、肺癌や膵臓癌などの一般的な癌の多くは、ニクソン大統領の癌対策法への署名以来、生存の可能性の進展はほとんどない。細胞生物学と遺伝子変異の解明に投じられた巨費はほとんど実用に至っていない。非難されるべきは、ビッグサイエンスの一枚岩的な狭い視野である。彼らは機械論的な「解明」――癌細胞生物学の証拠の提供――に終始し、「介入」や実務への努力が見られない。癌研究者のデイビッド・パイはこう切り捨てた。「私たちは病気の原因と進行のことは多く知っているのに、死と無能力の予防についてほとんど知らない」。癌は主に高齢者の疾患（または疾患群）」である。長生きすれば、それだけ癌になりやすくなる。高齢者の人数が着実に増えているから癌は私たちに迫って来ている。

癌研究はビッグビジネスであり、多数の利害関係者と受益者がいる。二〇一六年にバラク・オバマ大統領とジョー・バイデン副大統領は「癌撲滅ムーンショット計画」に着手した。副大統領はこう発言した。「私は残る人生をこのために尽くしたく、大躍進が迫っていると思う」。大統領はさらに踏み込んだ。「これを最後に、アメリカを癌の救国にしよう」。癌をめぐる表現（「ムーンショット」）さえ一種の思い上がりというか、悪性肥大に感染している。私たちが生きている文化は、ほぼ例外なく受益を目的にし、コストのことはまず考えていない。癌救済のための前進は、いまや、第一次世界大戦の塹壕戦を彷彿させる。数千人の犠牲を払っても数百メートルしか進めなかったのだ。微々たる前進でも「大躍進」とか「形勢逆転《ゲームチェンジャー》」と称えられる。

新しい抗癌剤を製造する製薬会社と、製薬会社のために治験を行う腫瘍専門医は、生存のような従来の厳しい結果に代えて〈無病寛解〉や〈腫瘍の縮小〉などの無意味な代用エンドポイント〔治療行為に対する評価を短期間で行うための評価項目〕を日常的に用いている。カナダ、オンタリオ州のクィーンズ大学国立癌研究所治験グループの腫瘍専門医であるクリストファー・ブースとエリザベス・アイゼンハワーは、二〇一二年に「無進行生存：意味があるのか、想定可能なだけか」と題する論文を『ジャーナル・オブ・クリニカル・オンコロジー』に発表し、いんちき統計を批判した。無進行生存は「癌などの病気の治療中や治療後に、患者の病気が悪化しない時間の長さ」と定義される。癌の場合には、腫瘍はなくならないが、大きくはならないということだ。二人は、この指標を主要エンドポイントとして用いると転移癌の新薬のランダム化比較試験の度数が増えると述べている。

無進行生存で前進を示す数例の治験によって、全生存期間が増加しなくても、新薬と標準治療の両方か、一方の承認が得られた。これは腫瘍学界では、転移性疾患の進行を遅らせることは、全生存期間に改善がみられなくても立派な目標になるとの認識が広まっているということである。しかし、無進行生存を改善する新治療法は患者にとって本当に前進なのだろうか。それとも、以前から話題の新分子標的療法のいくつかの基準を下げて有効とすることに他ならないのだろうか。医学界としてこの傾向は是非とも議論が必要だと考える。

無進行生存の進展は、ほとんどの癌患者にとって、ＣＴ検査で癌は大きくなっていなくても、長くは生きられないことははっきりしている。無進行生存は医師にとっては臨床的に重要ではなく、患者の生存にも意味はないとの結論を出し、そういういんちきな指標の使用をマクナマラのケースである、つまり、後述する数量であり、誤謬であるとした。

新抗癌剤のほとんどは非常に高額である。患者は、当然、効果があろうとなかろうと、最新治療を受けたいと思う。イギリスでは、新薬は政府機関の国立医療技術評価機構（ＮＩＣＥ）が査定し、数多くの基準により新薬の有益性と費用対効果を判定する（一九七二年にアーチー・コクランが費用対効果の議論を取り入れた）。多くの新薬は同機構に却下され、予想どおり抗議の声が上がった。これに対してデイビッド・キャメロン首相は抗癌剤基金を設立し、ＮＩＣＥに拒否されたか、査定待機中の新しい抗癌剤に助成金を出すことにした。基金は二〇一〇年から二〇一六年までに十二億七千万ポンドを支出した。二〇一七年、ロンドン大学公衆衛生学・熱帯医学大学院の医療行政研究者グループは、癌専門誌『アナルズ・オブ・オンコロジー』にこの支出の分析を発表した。助成金を支給された四十七種類の薬のうち十八種類（三八パーセント）は生存期間を改善したものの平均三カ月にすぎなかった。残る二十九種類は薬効がなく、重い副作用を引き起こした。ロンドン大学キングズカレッジ癌政策研究所の上席著者であるリチャード・サリバン教授は『ガーディアン』で、抗癌剤基金は「大きな医療過誤」だったと述べた。さらに「科学では一定水準の根拠《エビデンス》を要求するが、公共政策は世論が土台であり、根拠には基づかない。医療ではそれはまずい。ポピュリズムは通用しない」と述べた。

　ポピュリズムは癌を救わないのに、いつも正義と根拠、公正を大宣伝する。二〇一六年、イギリスのホスピスの経費は総額八億六千八百万ポンド（約一千二百億円）だった。抗癌剤基金への支出額でイギリス全土のホスピスの一年半分の経費を賄える。医産複合体はずる賢く大衆迎合に長けている。癌対策への支出増に誰が反対できるだろう。死にそうな人間に、たとえ僅かでもチャンスを与えることを疑問視する鬼のような人間がいるだろうか。人命に値段がつけられるだろうか。他方で、腫瘍専門医の中には要求をつきつける者もいる。患者と家族に新しい〈実験的〉治療をさりげなく口にする。もしあなたが癌で、死が迫っていれば、何でも試すだろう。癌患者支援団体は――製薬会社の資金援助を受けている場合が非常に多い――新抗癌剤入手のためにロビー活動をする。ＮＨＳには〈郵便番号の処方〉〔患者がどこに住んでいるか、そこの保健局がどの程度の治療法を提供できるかに応じて、だいたい高価で効果的医療を処方する慣行〕現象があって医療当局が助成金を拠出し、他ではしないことになる。癌患者は空しい最後の賭けで、資金の請求や借金、インターネットによる募金をすることになる。

　そんな患者の一人がキャスターであり、ナイトクラブの経営者で、音楽興行主のアンソニー・ウィルソンだった。二〇〇六年に腎臓癌と診断された。手術したが、癌は拡大（転移）した。標準化学療法は効果がなく、腫瘍専門医から転移性腎臓癌用の新抗癌剤スニチニブ（スーテント）を薦められた。ウィルソンの地元マンチェスターの医療当局は、当時は月額三千五百ポンド（約四十八万円）のこの薬への助成を拒否した。二〇〇七年七月、BBCニュースはウィルソンの友人仲間が薬代の基金を立ち上げたと報じた。ウィルソンはこう発言した。「私にはこれしか選択肢がありません。完治しませんが、進行は抑えられます。ですから死ぬまでこの薬を服用するでしょう……私は社会主義者なので民間医療保険には入りませんでした。NHSでは、腹部の脂肪をとるなどの美容整形手術が受けられることを知りましたが、私が生きるために必要な薬はだめなのです。これは大問題です」。抗癌剤スニチニブの最大の治験の一つがニューヨークのメモリアル・スローン・ケタリング癌センター――現代腫瘍学の殿堂の一つ――で行われ、二〇〇九年の『ジャーナル・オブ・クリニカル・オンコロジー』に公表された。転移性腎臓癌の標準薬インターフェロン・アルファとスニチニブを比較した。生存期間はスニチニブのほうが四カ月長かったが（二十六・四カ月対二十一・八カ月）、劇的な改善とは言えない。この研究では、予想どおり〈無進行生存〉と〈奏効率〉などの例の無意味な代用エンドポイントについても評価した。ウィルソンは二〇〇七年八月にマンチェスターのクリスティ癌病院で死去した。担当医は、彼の死は癌とは無関係だったと述べた。

進行癌では、ふつう抗癌剤と化学療法はほとんど効果がない。医療費と副作用の両面で多大な犠牲を伴い、患者と医師の要求ゆえに予防法や早期診断といった生存率を高める方法が押しのけられる。二〇〇四年に、化学療法の抗癌剤が〈固形〉癌（白血病などの血液癌に対する）の患者の生存期間を改善するかどうかを調べるためにメタ分析が行われた。化学療法は、精巣癌とホジキン病（悪性リンパ腫)、子宮頸癌、リンパ腫、卵巣癌などの種類で生存期間が延びた。しかし、これらの癌は全体の一〇パーセントにすぎない。他の九〇パーセントの癌(乳癌、肺癌、大腸癌、前立腺癌)については、化学療法で改善されたのはわずかに三カ月だった。二〇〇五年『ブリティシュ・ジャーナル・オブ・キャンサー』の論文では、欧州医薬品庁(EMA)の承認を受けた新抗癌剤十四種について、平均余命の改善はわずか一・二カ月だった。もっと最近では、二〇〇二年から二〇〇四年までにアメリカ食品医薬局(FDA)に承認された四十八種類の新抗癌剤の余命の中央値は二・一カ月だった。

多くの専門家が抗癌剤の治験に懸念を表明している。ロンドンのチャリングクロス病院の医師で研究者のピーター・ワイズは退職を待って「抗癌剤と生存、倫理」と題する抗癌剤の治験についての決定的な分析を『ブリティッシュ・メディカル・ジャーナル』に投稿した。

無進行生存の改善に基づいて承認された多くの抗癌剤は、その後、全生存期間が対照薬(治験で比較対照として用いられる)に比べてよくならないことが分かった。これらの抗癌剤には当然取り消されたものもあるが、不可解にも市場からなくならない薬もある。

代用エンドポイント(無進行生存のような無意味な結果)はFDAとEMAでも緊急時に必要な新薬と判断され、条件付迅速承認制度で利用されている。二〇一〇年のFDA審査では、迅速承認された抗癌剤の四五パーセントはその後の検査で有効性が確認されなかったか、治験結果が提出されなかったため完全承認は得られなかった。医薬品産業がネガティブな結果の公表に後ろ向きであるからかもしれない……二〇一二年のＦＤＡの〈大躍進〉カテゴリー導入の決定には、限られた証拠による時期尚早のリスクがある。医薬品業界に支援され、〈切り札〉、〈画期的〉、〈革命的〉、〈奇跡の〉などの誇大表現で新薬を報じる早すぎるメディアの報道も手伝って、患者支援団体のロビー活動による早期承認への圧力が強まっている。証拠の提示以前に承認を受ける危険な慣行が勢いを増している。

アメリカでは、二〇一六年の「二十一世紀治療法（21st Century Cures Act）」でＦＤＡの医薬品承認手続きが変更され、新薬に対する根拠基準が一段と低くなった。法案は千四百人以上のロビー活動家の後押しで民主・共和両党の支持が得られた。

ジャーナリストのＡ・Ａ・ギルは、六十二歳の二〇一六年に転移性肺癌と診断された。彼は定期的にレストラン評とテレビ評を書いている『サンデータイムズ』で病気を公表した。「癌にはひどく当惑した。最悪だ。まるで救いのない悪性腫瘍だ」。彼は同紙への最終稿で治療について述べた。ロンドンのチャリングクロス病院で担当医との初対面の際に化学療法について尋ねた。

免疫療法という新治療法があります。過去数十年間の癌治療における最大の躍進です……最新で、まだ臨床試験中ですが、長年研究が続けられ、今後の癌治療の決め手になります。いくつか進んだ点があって他の方法より良く、とくにあなたの場合に向いています。ドイツやスカンディナビア諸国、日本、アメリカ、それに保険制度がしっかりしているここイギリスにいるならこの治療法をお薦めします。

ギルのパートナーのニコラ・フォーンビーは（ＮＨＳより）個人診療のほうが良い治療を受けられるかどうかを尋ねた。「彼が保険に入っていれば免疫療法で治療します――ニボルマブ〔悪性黒色腫治療を目的とし、非小細胞癌などに適用拡大された分子標的薬の一つ〕で。先進国の腫瘍専門医はみなそうするでしょう。ですが、ＮＨＳではできません」。ギルは魔法の薬について調べた。「公共医療の補給係将校を演じる特殊法人の国立医療技術機構（ＮＩＣＥ）は支払いに応じない。ニボルマブは高額すぎる――肺癌患者で年間六万～十万ポンド（約八百万～千三百万円）であり、化学療法の約四倍の費用がかかる」。ギルの記事は二〇一六年十二月十一日付『サンデータイムズマガジン』に載った。記事の結びはこうだった。「Ａ・Ａ・ギルは、本記事の執筆後からニボルマブを始めました」。『サンデータイムズ』は彼の執筆後については伝えなかった。ギルは記事掲載の前日に死去したのだ。訃報は印刷に間に合わなかった。私は記事を読んで心配になった。彼は診断から死去までの二、三カ月、ニボルマブの治療がＮＨＳではできないことにやきもきしながら過ごした。私は、彼が自分には処方されないと分かっていたこの薬を、担当医がこの死にゆく男の前にぶら下げた事実をいっそう苦々しく思った。

ニボルマブのような抗癌剤は患者によっては素晴らしい効果を発揮するが、ほとんどは生存の決め手になるほどの効果はない。宝くじみたいなものだが、患者は確実に効くと告げられる。A・A・ギルの死の六カ月後に『ニュー・イングランド・ジャーナル・オブ・メディシン』は肺癌のステージⅣの治療にニボルマブとプラチナ製剤による標準化学療法を比較するランダム化比較試験についての記事を掲載した。ニボルマブ使用グループの生存期間中央値が十四・四カ月で、化学療法グループは十三・二カ月だった。抜本的改革でも、形勢逆転でも、あるいは「過去数十年間で最大の癌治療の躍進」でもなかった。二〇一五年、イギリスでは四万六千三百八十八人が肺癌と診断された。この四分の一の患者にニボルマブで一年間治療すると、費用は七億ポンドから十億ポンド（約九百六十億円から千四百億円）で、国内のホスピス医療経費の約一年分になる。そこがこの議論の問題点なのだ。A・A・ギルの悲話は前後関係を無視して語られる。私たちは、新抗癌剤の費用負担の決定がそれだけ単独に発生し、その他の国民保健サービスや社会一般に影響しないと考えてしまう。これは本質的に有害な感情論だ。医産複合体はこの幼稚さをあてにしている。私たちは科学と科学的方法を尊重するが、それを真に理解していないから、科学を応用した私たちの決定はでたらめである。私はホスピス医療の資金不足を例に出したが、この〈進歩〉と言われるものの真の危うさは、他の保健医療面に対してではなく、私たちの社会全体に対して存在する。私たちは、不治の癌患者の生存期間がゆっくりと少しずつ延びていくことよりも、より高度で、良好なことを優先させなければならない。医産複合体（または、タブロイド紙記者）の中にはこう言い返す者がいる。

「まさかA・A・ギルの命を二、三カ月延ばすのに十万ポンド（約一千四百万円）もかかるだと？」これにはまだ続きがある。「生命に値段がつけられるのか」。案の定、国立医療技術評価機構は、二〇一七年十一月に、特殊な肺癌（扁平上皮細胞）ですでに化学療法中の患者には、ニボルマブの薬代を助成するよう抗癌剤基金に勧告した。

高精度医療（個別化医療）とは、患者と病気を進行させる遺伝子を標的にした抗癌剤を調和させることである。現在は、肺癌と乳癌の患者は日常的に特定遺伝子の突然変異を調べられているが、新世代遺伝子配列は腫瘍からの抽出サンプルでも血液検査（リキッドバイオプシー）でも数百個の突然変異を検査できる。多くの新抗癌剤は癌の種類（肺、乳房、大腸）ではなく特定の突然変異を標的にしている。高精度医療の唱道者によれば、腫瘍の部位よりも遺伝的性質が重要なのである。この新たな分子情報は今のところ非常に高額であり、医師が解釈に窮するほど大量のデータが産まれている。この方法のもう一つの限界は、癌が抗癌剤に対して抵抗力を強め、新たな突然変異を起こしやすいことである。ファウンデーション・メディシン社のようなゲノム研究の新会社は、三百以上の遺伝子を調べて患者の腫瘍を最適な最新治療法に対応させた〈遺伝子検査一覧〉を提供している。同社は十八万人以上の患者記録から「ファウンデーションコア（FoundationCore）」と称する癌のゲノムのデータベースを立ち上げ、「三十社以上のバイオ薬品会社」と提携している。彼らの使命記述書《ミッションステートメント》には「私たちは決してあきらめない」という不気味な文句がある。

ゲノム研究と高精度医療は今のところ劇的な癌の延命効果に至っていないが、この遺伝学主導のパラダイムは、既に高額な癌治療費をさらに押し上げることは目に見えている。高精度抗癌剤は生物因子であり――天然の生物素材――従来の化学合成薬とは反対に、開発と製造に多大な費用がかかる。医師は（許されたら）費用や、効果の証拠のことはおかまいなしに新しい抗癌剤を処方したがるという事実が製薬会社の頼りである。医師は薬品産業の店頭販売員になっている。何もしないではいられず、何かしなければという医師特有の気風がそうさせる。医師は患者、とくに癌患者には、治療できないとは言えないと見られている。とりわけ腫瘍専門医が治療困難と認めるのは不可能に近い。中には勇敢な医師もいて告知し「辛い会話」をするが――これ以上何もできないことを認める――多くの医師にとって新たな大躍進、パラダイムシフト、そして形勢逆転の誘惑の力には抗えないものがある。

ロバート・ワインバーグは、アメリカの癌研究の第一人者である。マサチューセッツ工科大学の分子腫瘍学教授で、癌遺伝子学を数十年間研究してきた。二〇一四年、彼は「回帰―錯綜から再び簡明へ（Coming full circle: from endless complexity to simplicity and back again）」と題する告白に近い評論を『セル』に投稿した。ワインバーグは一九七〇年代以降の癌研究の進歩を図解した。ニクソン大統領の「癌との戦い」は、癌が感染性ＤＮＡ腫瘍レトロウイルス――ヒト以外の動物でよく見られる現象だが、ヒトにはないことが分かった――によって起きるという誤信に煽られたものと書いた。

ＤＮＡ腫瘍ウイルス研究者は……雄叫びが上がったので時流に乗った……振り返ってみると、

ヒトの癌のほとんどのタイプは感染性疾患ではないという確立された所見で立ち止まらなかったようだ……一九七〇年代半ばには、稀な例を除けば、腫瘍ウイルス学者がヒトレトロウイルスを調べたところ成果はなかった。

一九七〇年代末には、癌は簡単にそれと分かる少数の遺伝子の突然変異によって引き起こされる病気だという新しい考え方が生まれた。ワインバーグはこの新世代の分子生物学者の一人で、一九八〇年代から一九九〇年代の癌研究の主流だった。K-ras、APC、p53のような突然変異（癌遺伝子）の発見は、しかし、彼らが思い描いた治療革命には至らなかった。二十一世紀には癌研究はビッグデータ時代に入り、〈オーム（omes）〉がすべて集まった——ゲノム、トランスクリプトーム、プロテオーム、エピゲノム、キノーム、メチローム、グライコーム、そしてマトリソームである。〈オミックス（Omics）〉が今やかつての〈オロジー（ology）〉で終わる科学用語を締め出した。〈オミックス〉時代の研究者は、癌は自分たちが考えていたよりもかなり複雑なことを認めざるを得ない。

次に多段階の腫瘍進行という厄介な問題がある。癌は動く標的なので、腫瘍が進行中のある段階でどんな相互作用があっても次の段階で変化するようで、腫瘍ごとに処理する必要がある。個々の腫瘍内でも……腫瘍のＤＮＡ分析からは、形状が段階ごとに劇的に変わるようになる遺伝的に異なる副次集団の存在を示している。

現在私たちが生み出すデータは私たちの解析能力を圧倒し、この不足分に対応する新しい〈システム生物学〉分野の試みは、今日までのところ癌生物学への識見はほとんど得ていない……観察データと生物学的洞察との連携は壊れていないまでも擦り切れている。私たちには、この複雑さに対処する概念的枠組みと計算戦略がない。そして同じく辛いことに、癌のゲノム分析から得られるような個々のデータセットを、プロテオミクス（タンパク質の大規模な研究）のような他の同じく重要なデータセットと統合する方法が分からない。

ワインバーグの結論はこうだ。「私たちは蓄積データのほとんどを吸収して解釈できないのだ。これはすべてどうなるのだろう。私に分かるはずがない」。

癌医療（腫瘍学）は、権威者の言葉によれば、医療過剰文化になってしまった。二〇一一年には、世界各国の著名な癌研究者グループによって「高所得国における手の届く癌治療の実現」に関する『ランセット・オンコロジー』委員会委嘱書が作成され、公表された。同委員会は癌の世界経済への影響をほぼ九千億ドルと見積もった。癌治療費は「過剰利用、賠償規則と防衛的医療行為による意欲喪失、消費者主導の過剰要求、高額な技術革新、無益な病気主導医療などのさまざまな理由で急増している」。癌治療は現状のままでは維持できないと執筆者らは結んでいる。

私たちは、実証済み介入の時として僅かな効果が個人および社会のコストに見合うかどうかの問題にいつかは直面することとなる。新しくて、より効果があり、害の少ない介入が必要とされるが、革新の代価はさらなる医療費高騰の原因になる。私たちは、こうして、選択の拒否か将来の治療提供能力を確実に暗示する分岐点に立っている。

癌との戦いには勝てないが、戦いは益々激化するだろう。これまでのところ、新しい遺伝学と分子医学は高額な限界利潤の治療を提供してきた。社会として、私たちは、この消耗戦で何らかの進歩には――どれほど小さくても――達成価値があると信じてコストを受け入れてきた。しかし、コストはあまりに高く、戦いを維持できない。

第九章　消費者中心主義とＮＨＳ（国民保健サービス）、「成熟文明」

ＮＨＳ抗癌剤基金は消費者中心主義の需要によって設立された。この消費者中心主義なるものはイギリスの重要な制度をゆっくり壊しつつある。本書の執筆中にＮＨＳは七十周年を迎えた――祝うどころではなく、英国民はＮＨＳが問題を抱えていることを知っている。医療過剰文化が人口の増加と高齢化、脆弱化と相俟って進行すると、ＮＨＳは制度の在り方そのものが維持しえなくなったと多くの国民が考えるようになった。イーノック・パウエルは一九六六年に著書『医療と政治の新方向（*A New Look at Medicine and Politics*）』でこのことを予見した。パウエルは五十歳以下の人にはあまり知られていない。自らの発言のせいで政治生命を失ったからだ。中部都市訛りで、呪文のような声の古風な語り口はヴィクトリア朝の遺物のようだった。彼を知る人たちが思い出すのは、黒人移民と人種関連法に反対する一九六八年四月の「血の河」演説である。有識者である政治家がイギリスの公人代表であった時代の知識人であるパウエルは、強烈な個性でどこまでも自説を通した。一方で、大蔵省財務担当政務次官（一九五七〜五八年）や保健大臣（一九六〇〜六三年）などの閣僚を務めた。古典主義者の高雅な筆致による小著は、保健大臣時代の経験に基づくもので、NHSに関する最良の書と多くの人が認めている。それは一九六六年当時と同様に今日でも意義がある。

パウエルの後任の保健大臣は目立たなかったが、パウエルの見事な説明のとおり、要求は際限ないので彼らには同情する。「『必要とされる』医療には限度があり、『必要』が充たされれば、それ以上の要求は出ないと普通は考える。これはとんでもない誤解だ。医学の進歩につれて必要を充たす手段が現れるまでにはなかった新しい必要が生まれる」。国民と医療従事者はいつまで経っても医療支出は適正な水準に達したと言わないわないだろう。NHS創設者は、医療費が無料になれば国民が健康になり、その結果医療の必要性は減少すると素朴に考えていた。パウエルはこの考えが間違いだと指摘し、後に、医療が拡充すれば、それだけ需要は増大するという意味の「シーシュポス症候群」という新語をつくったイヴァン・イリイチを先取りしていた。医療技術の変化と期待の増大によって医療支出は拡大の一途を辿っている。

「割当て（rationing）」という言葉は、昔からイギリスの保健大臣には禁句とされてきたが、割当ては不可欠だとパウエルは述べた。

端的に言えば、割当て制にしなければならない……割当ては、何であれ激しく否定される政治集会では簡単には決まらない。国民はＮＨＳで医療費割当て制度はなくなり、医療に適用される割当て制は非道徳的で気に食わないものと信じるように仕向けられている……最悪の割当て制度とはそれとは気づかないものだ。それこそが分かりやすく意識的に受け入れられる割当て制度の本質だからだ。

限りある資金をいかに平等に分配するか。イーノック・パウエルは有権者を尊重し、惑わしたり、恩を着せたりしなかったが、彼の後継者はそれをした。一九八〇年代末のサッチャー政権以降の保守党と労働党政権は、ＮＨＳ利用者に対し、医療割当て制はなく、医療費の無料および消費者中心主義の原則と利用者の満足を充たすような運営の両者ができると説得してきた。ケネス・クラーク以降の保健大臣は全員が患者の選択の幅が広がると主張してきた。倫理学者ロビン・ダウニーは、医療における消費者中心主義は税を基盤とする役務供与と両立しないと主張した。伝統的な消費者と売手の相互作用では、買手には適正な情報が与えられるので、選択に際して責任がある。だが「これは医療には当てはまらない。法律上責任を負うのは医師である。言い換えれば、消費者中心主義と医師の専門意識という二つの脈絡においては責任の所在は成り立たない」。

医療費は毎年インフレ以上に増加し続けるだろうとの一致した意見が政治家にも社会にもある。とんでもないことであり、いつまでも続かないとパウエルは指摘した。だが、今日では、自由市場経済擁護の色彩が強いトーリー党でさえ賛成しないだろう。この一致した意見は現在疑う余地はなく、国民の代表も声を大にしてNHSへの忠誠を主張するが、国民は意識の底で、また、国民の代表も、現行制度が続かないことを承知している。今後、医療は公的資金をかつてないほど食い潰してゆき、住宅建設、運輸、教育、そして（神よ、救い給え）芸術分野への資金はますます減っていくだろう。NHSは第二次世界大戦後に、もし戦時中の緊急医療を結集できたら、同じ組織と社会協力で平和時の医療体制を確立しやすいだろうという単純な見通しから設立されたことが一つにある。立派な名士であり委員会の一員であるノエル・アナンは『我々の時代（*Our Age*）』でこう述べた。「戦時中、国民は平等に扱う作法に従った……戦時中のように割り込みはいけない。割当てを受け入れよ」。NHSの倫理的基盤は一九四二年のウィリアム・ベヴァリッジ報告であり、そこでは五つの巨悪として、汚さ、無知、貧困、怠惰、そして病気を挙げている。クレメント・アトリーとアナイリン・ベヴァンは、福祉国家は政府と国民間の双方向の社会契約であるとする。一九五〇年にベヴァンはフェビアン協会で演説した際、国民保健サービスには新しい責任ができ、利用者には責任と慎重さ、そして社会全体の利益を考えた行動が求められると述べた。英国は「選ぶだけはなく、選ばないという選択ができて初めて、つまり、先頭に並ぶだけではなく、最後尾につく市民が出てきて初めて成熟した文明となる」。彼の「成熟文明」は実現しておらず、市民は倫理的義務を無視している。今や政府と国民は相互詐欺で結託しているのだ。つまり、医療支出をいつまでも続けて利用者全員が無料診療を受けながら、民間企業と同じ選択と顧客サービスを提供すべきであるということだ。この欺瞞はもう露呈してしまった。

パウエルは、消費の時点で無料になる国営医療サービスは需要が無限に続けば必ず行き詰まるという本質的な欠陥があると考えていたが、政治や国民が代替案を求めることがないのが分かっていた。こういう欠陥は「改善」できる傷ではないと言うのだ。経済学者のジョン・ジョークスは、一九六六年にパウエルの著書の批評で「国民保健サービスは、誰もが際限なく最高の医療を受けられると考える国民的自己欺瞞の上に成り立っている」と述べた。国民も政治家も、心の中では嘘であることを知りながら、この消費者中心主義の欺瞞性を支持し続けている。マーガレット・サッチャーが導入した内部市場は二つの想定が基礎にある。第一は――ＮＨＳは巨大な単一の官僚機構である――正しい。第二は――医療は競争で利益を得る――誤り。お役所仕事の削減どころか、内部市場で運営費が増大した。ＮＨＳの年度予算の約一〇パーセントは内部市場の運営に使われている。労働党は当初内部市場に反対したが、トニー・ブレアが政権に就くと、新労働党は内部市場を拡大した。ＰＦＩ計画（private finance initiative）〔公共施設の建設と維持管理、運営などを民間の資金と経営、能力、技術を活用して行う手法〕として病院が多数新設され、その費用に当初の資本コストの七倍以上が計上された。ＰＦＩに使われたお金はＮＨＳ予算の総額から二年間支払われた。主な受益者は投資銀行と建設会社、商業弁護士、経営コンサルタントだった。病院は「ＮＨＳ信託」となるように奨励され、年度予算ではなく活動によって支払われる。運営費と取引費用はかなり増大した。政府と民間部門の間の「回転ドア」はこの制度の成功を確信させた――国民は巨大な政治・商業詐欺の犠牲になった。国民は心情的にＮＨＳと結びついており、うんざりしてもいた。何かが変わらなければならないことは分かっているが、政府も国民もなかなかこの辛い会話をする気にならない。リチャード・スミスは「成熟文明」が決断すべき厳しい選択について説明した。

どの国の政治家も確約する「世界最高の医療制度」とは、国民全員に何もかも提供する制度ではなく、社会が医療に支出したいことを決定するもので、医療従事者に無理強いをせず、人間味ある開かれた方法で、一定の、根拠《エビデンスベースト》に基づくサービスを提供するものだ。

最高の医療制度とはどういうものだろう。ノーベル賞受賞者の経済学者ケネス・アローは、医療に一般的な市場原理はあてはまらないと言う。一九六三年の『アメリカン・エコノミック・レビュー』に投稿された「医療の不確実性と福祉経済」にはこう書かれている。「医療特有の経済的課題は、発病と治療効果の不確実性の存在への適合にあると言えよう」。同僚でノーベル賞受賞者の経済学者ポール・クルーグマンはもっと分かりやすく述べた。

医療には特徴的な二面がある。一つは、医療が必要になるかどうかやその時期が分からないこと──だが、分かったとしても、医療費が非常に高額なこともある。大金がかかるのは通常の診療ではなく、三重冠状動脈バイパス手術のような場合で、高額医療費を自己負担できる人は少ない。これは要するに、医療はパンのようには売られないということだ。保険などで大部分が支払われる必要がある。つまり、患者以外の誰かが何を買うかを決めることになる。医療に関する限り、消費者の選択は無意味である。それに、保険会社もあてにできない――誰のものであれ、自分たちの、あるいは他人の健康のために商売をしているのではない。

……医療に関する第二は、複雑であって、経験や比較購買を頼みにできない（「聖メアリーのステントは半端じゃないそうだ」）。医師が倫理規則に従うことになっているのは、私たちが医師に対してパン屋や八百屋の店主以上に期待する理由である……この二つの要素の狭間で、医療は一般市場のようにはいかないのである。

医療を担うのは誰か――市場なのか、国なのか。案の定、答えは両者の中間にある。多くのヨーロッパ諸国は時折複雑になる共同負担制度を利用して需要を統制している。所得割社会保険で賄われるフランスの医療制度は、ＷＨＯから世界最高の医療制度と評価されている。戦後この制度が確立されたのはＮＨＳの基礎となったベヴァリッジ報告からヒントを得たのだが、支給は公・民双方からである。ドイツの制度は公・民の保険の複合体である。ドイツ系アメリカ人で保健経済学者の故ウーヴェ・ラインハルトは、ドイツの制度は「民間医療給付制度が世界規模と社会的連帯主義と混在しているので」理想的だと述べた（ラインハルトは台湾の新医療制度の創設に協力した。すべての台湾住民が制度に加入し、支出は台湾のＧＤＰの六・六パーセントである――アメリカの約三分の一に相当する）。フランスとドイツの制度はどちらもＮＨＳより支出は多いが、アメリカよりは少なく、両国とも患者満足度と癌生存などの対策に関してはイギリスやアメリカより優れている。フランスとドイツの制度には欠陥がある。フランス国民はかなり服薬過剰で、ドイツの医療制度はかなり消費者中心主義で経済全体の四分の一を占めている。

私はこの前ウィーンでの二〇一四年の欧州胃腸病年次会合に出席した。会合は一万三千人が参加し、北の郊外にある巨大なネオブルータリスト〔様式化した近代建築のスタイルを破る大胆で精巧な建築〕のコンクリート・ビルで開かれた。多くの参加者は――私のような――何か勉強になること、この場合は「会議外の」時間があると思っていた。アイルランド王立医師大学は私がネオブルータリストの会議場で毎年二、三日過ごせば私を信用するしかないだろう。こういう会合にまともに興味を持つのは学者か、医学と政治の間を暗躍する少人数グループに限られるだろう。残る参加者は登録料の集金係と、員数合わせ、境域ポイントの集計係である。科学セッションは退屈だが、こういう集会は人類学的観点からは興味深いこともある。医学界は率先して最新技術を取り入れる世界であり、講演や講義の締め括りの質疑はスマホで行うことになっていたので、私はそれには加わらなかった。主要セッション（全体会合）の一つは「二〇四〇年のヨーロッパにおける医療――胃腸病と肝臓病についての展望と影響」と銘打たれ、三様の可能性が提示されていた。興味を持ったのは、この計画がノーマンパートナーズＵＫ（「ネット世界のための戦略相談」）と称する経営コンサルタント会社と共同で行われていたことだ。同社は未来指向の現代の予言者、未来の占い師として売り込んでいる。私の登録料のどれほどがこの会社の収益になり、また、いかなる運命で、私は、ノーマンパートナーズ社の大理石のホールではなく、臨床医療の塵に埋もれていたのだろうかと考えた。

ノーマンパートナーズ社は二〇四〇年までに起こる三様の展開というか、時代を持ち出してきた。氷河とシリコン、黄金である。氷河期は天然資源の涸渇と気候変動、経済危機でヨーロッパは貧困に陥る。ＥＵは崩壊し、公的医療制度もそうなる。富裕層は民間医療制度で充実した保護を受け、貧困層は自力でなんとかすることになる。シリコン期には人口増加（非ＥＵ諸国からの移民）とテクノロジーの進化が見られ、ソーシャルメディアと「ｅ医療」の利用が拡大し、相談相手として働く医師が増える。黄金期には誰でも医療が受けられ、欧州全体に単一の均質化された医療制度が行き渡った統合欧州がある。しゃれたパンフレットには各時代の可能性を示した年表がある。よく見直したが、ノーマンパートナーズ社はブレグジットを予想していなかったようで、未来の予言者としての信憑性は乏しくなる。私が暮らし、働いているアイルランドはすでに氷河期の公共医療サービスを迎えている。二〇四〇年を待つまでもない。イギリスでは、ＥＵ離脱派の政治家は有権者に対し、ＥＵから撤退すれば毎週三億五千万ポンド（約四百七十億円）がＮＨＳに追加支出できると約束した。これは事実ではないと既に認めている。もっと重要なのは、イギリスはＥＵ離脱で保健改革の最大のチャンスを失ってしまったことだ。黄金時代は来ないだろう――戦略コンサルタントは別にして。

アナイリン・ベヴァンは戦略コンサルタントの支援を受けずにＮＨＳを設立した――だが、モラン卿（王立内科医協会会長で、チャーチルの個人医師）は医師としてベヴァンにいろいろ便宜を図った。

ベヴァンはサウスウェールズのトレデガーで生まれた。十三歳のとき地元の炭鉱で働き始めた。サウスウェールズの炭鉱労組が設立した医療援助協会（The Medical Aid Society）はベヴァンに全国に無料医療を拡大するよう促した。ＮＨＳ発足の際、ベヴァンは「私がしていることは、トレデガーには三十年以上も前からある給付をイギリス全国民にまで拡大することだ。あなた方を『トレデガー住民にする《トレデガライズ》』」と述べた。小説家Ａ・Ｊ・クローニンは一九二〇年代にトレデガーで一般医として働いた（『城砦』の〈アベラロウ〉）。人々はクローニンよりも炭鉱の医療援助協会のベヴァンの方に心酔した。「この制度には確かに価値がある……ただし、欠陥もあり、その最たるものが、トレデガーのこれだった――住民は治療方法にはまったく白紙委任状態で、夜も昼もおかまいなく医師を呼んだことだ」。

消費者中心主義の風潮は医師と患者の関係のモデルの中心にある。スコットランドの主席医務官のキャサリーン・カルダーウッド博士によれば「将来の医療モデルは、権限を強化された患者が臨床医と決定を共有するものである」。家父長的な「医師がいちばんの物知り」の時代は終わり、医師と患者との関係は変わらなければならないと言う。同博士は「マルチメディアの利用」、診察録画、そして、患者と共に生活の質や余命、副作用などについて何が重要かを考える役目を担う「ナビゲーター」の利用などを提案した。「権限が強化された『グーグル世代』との新しいかたちの関係への対応が最大の挑戦の一つです」と述べる。カルダーウッド博士の専門は産科で、患者のほとんどは二十代、三十代だ。医療を最も必要とする人々――高齢者――は自分たちを「グーグル世代」だとは思っていないし、「マルチメディアの利用」にも特段関心がないことを、公務員の誰かがそれとなく指摘したかもしれない。

キャサリーン・カルダーウッドのような現代的解説者は、「家父長主義」という言葉をかなり軽蔑した意味で用いる。しかし、『失われた癒しの技（*The Lost Art of Healing*）』一九九六年）の著者のバーナード・ラウン（一九二一年生まれ）のような年長の医師たちは、ある種の家父長主義は病人に希望と安心を与えることもあると考える。彼は恩師のサミュエル・レヴィンが診察の最後に患者の肩に手をおき――症状や予後に関係なく――「良くなりますよ」と言うのを見ていた。態度と言葉はとても力強く、ラウンは四十年の医師生活を通じてこれを欠かさなかった。

消費者中心主義は、ニーズとウォンツ（必要性と欲求）を混同し、しばしば間違ったことを求める患者をつくり出した。そして、医療を専門職ではなくサービス業と考える医師をつくり出した。アナイリン・ベヴァンは国民にＮＨＳに伴う倫理的責任を取らせせようとした。責任には有益――国民の大多数への最大限の恩恵――と公平とがある。「メソジスト教徒の両親は私に『〈ノー〉と言う勇気を持て』と言ったものだ。それはかなり勇気がいるが、これからは『ノー』という機会が増えるだろう。『ノー』を増やすことによってのみ本当に価値あることに『イエス』と言えるからだ」。だが、政治家も国民もこの努力目標に対等ではない。サッチャー主義的総意はベヴァンの「成熟文明」という高邁な未来像に勝利した。

第十章　数値化とデジタル化、売出中

アメリカの富裕層はいまや新タイプの超消費者中心主義的医療を受けることができ、世界に医療のあるべき姿を示す模範になっている。バイオ技術産業の企業家のクレイグ・ヴェンターがその先頭に立っている。彼は自社のセレラ社とフランシス・コリンズ率いる公的資金の入った合弁会社とヒトゲノムのマッピング一番乗りで激しく競争したことで有名である。ヴェンターは後にセレラ社を首になり、ベンチャー企業のヒューマン・ロンジェビティ社（ＨＬＩ）を立ち上げた。彼は診療所「健康の核」を設立し、二万五千ドルでゲノムとマイクロバイオーム（体内の微生物叢）の特徴を調べて、全身のＭＲＩ検査、骨密度測定、各種血液検査、認知機能の分析などをしている。グーグル社技術部長のレイ・カーツワイルは人間の不死の可能性を信じていて、ＨＬＩの顧問を務めている。ヴェンターは同社の顧客層の拡大を狙っていて、当面のところ客筋は富裕層であり、彼らにとって健康は「究極の贅沢」である。同社はこれら富裕な顧客たちの全ゲノム配列と二万五千ドルの「身体検査」で集めた表現型データ（生物のもつ遺伝子型が形質として表現されたもの）と臨床データなどを関連づけたデータベースを構築している。ヴェンターは長期的にはこれらのデータを製薬会社と保険会社、医療業者へ販売することを計画しており、「デジタルヘルス」のパイオニアと評価されている。

デジタルヘルスは「e医療」、「e保健」、「医療２・０」、「i医療」、「保健２・０」などいろいろな名称で呼ばれており、進歩したテクノロジーを利用した新タイプの医療の総称である。これらは遠隔医療というバイオセンサーを利用した健康状態の監視――デジタルメディアによる診察、個人のゲノムのデジタル化、そして、ソーシャルメディアを利用した患者の「コミュニティ」作りなどを行う。デジタルヘルスは主に若者や富裕層など医療をあまり必要としない人たちに受けている。これを進めているのは科学技術の空想的理想主義者《テクノユートピアン》たちで旧秩序の「創造的破壊者」を標榜している。熱心な者は、デジタルヘルスは患者に権限を与え、医師の伝統的な家父長制を打破し、医療費を軽減すると主張する。デジタルヘルスには政治的支援がある。米国医療保険制度改革法（通称オバマケア）は遠隔医療相談と患者の自己モニタリングを奨励している。外科医で元保健副大臣のアラ・ダルジ卿は、ＮＨＳ基金に関する二〇一八年報告の中で「インターネットと人工知能、ビッグデータ時代に育った次世代は、アナログ時代の保健医療制度を支持しないだろう」と述べた。ダルジはとくに「収束革命（convergence revolution）」という言葉に魅了された。この用語は二〇一一年にマサチューセッツ工科大学（ＭＩＴ）で使われ始め、控え目に「生命科学の第三革命」と称した。

ＭＩＴは二〇一六年の報告でこう述べている。「癌や認知症、高齢者の疾病との闘いにおける大躍進、それに、今なお蔓延する感染症とその他医療の多くの緊急課題は、生物医学的知識を高度な技術や物理学、コンピュータ科学、数学の専門知識と一体化した新しい研究戦略からしか生まれないだろう。これが収束という取り組みだ」。

デジタルヘルスは人体からデータを生み出すことを目標にした「機械的」医療から「情報化」医療への大転換と言われている。テクノロジー推進派は「人体のデジタル化」という表現をよく口にする。アメリカ人心臓病学者のエリック・トポルは、フェノーム、ゲノム、トランスクリトーム、マイクロバイオーム、エピゲノム等のたくさんの「オーム（omes）」から構成された〈ヒトＧＩＳ（地理情報システム）〉という新バイオデジタルモデルを提案している。私たちは、すでにスマートフォンで心拍数や血糖値などあらゆる種類の生理的変数を監視することができていて、トポルは薬よりも多いアプリを処方すると豪語する。彼のデジタルヘルスは露骨な消費者中心主義である。デジタルヘルスについてのトポルの著書は『いま患者はあなたに会います（*The Patient Will See You Now*）』で——患者と医師との以前の不均衡な力関係の逆転を示唆している。

デジタルヘルスはビッグビジネスである。装着型の自己追跡技術の総売り上げは二〇一四年に三十二億ドル（約三千五百億円）に達し、二〇一九年には百八十八億ドル（約二兆円）規模になると予想されている。アメリカの各企業は、この種の機器が社員の健康保険支出の削減に繋がると見ている。小売業大手のターゲット社は、活動記録装置を米国人社員向けに三十三万五千台支給した。石油化学会社のBP社も同様である。医療保険改革法では社員がその種の「会社の健康維持プログラム」に加入するときは三割までの健康保険料削減を認めている。エリック・トポルは会社による社員モニタリングを否定的に見ていない。「運動などの好ましい活動が愉快で『ゲーム感覚でできる』と良い気分になってやる気になる……BP社とオートデスク社のような大企業は社員向けに装着型センサーを導入し、まずは運動と睡眠時間を追跡することだ」と言う。近い将来は――とくにアメリカでは――大企業の社員は健康と行動を監視するデジタル機器の携帯を求められるだろう。さまざまな優遇措置があり、すでに希望者には実施されており、やがて強制されるだろう。監視に非協力的な者は新しい無保険下層階級になってしまう。

デジタルヘルスのもう一つの要素はPatientsLikeMeのようなオンライン患者コミュニティである。このオンライン・コミュニティは二〇〇六年にジェイミーとベン・ヘイウッドが、兄弟のスティーブンが運動ニューロン病を発症した後に立ち上げた。エリック・トポルが大いに支援した。「次第に開放的になってきて、消費者と患者グループ、研究財団、生命科学産業の活動が活発になっている」。この団体のサイトを見ると、「革新」と「計算生物学」担当副社長らの笑顔の写真が掲載され、営利目的のテクノロジー関連企業のようだった。サイトにはこう書かれている。「私たちの目標はなるべく多くのデータを研究者、そして、あなたにとって利用しやすいようにすることです」。PatientsLikeMeは会員に健康関連データの「寄贈」を奨励し「医薬品産業に対する不信文化」に負けるなと励ましている。同団体は会員から集めた健康関連データの製薬会社への売却を堂々と認めている。PatientsLikeMeは、二〇一〇年に情報科学メディア会社のニールセン社によるデータの「収集」のターゲットになった。会長のジェイミー・ヘイウッドは『ウォールストリートジャーナル』にこう語った。「私たちの団体は事業ですから、何者かが侵入して盗むことは当然あります」。病人をお金に換える一方で、病人の「強化」を約束するPatientsLikeMeのような会社とともにデジタル製薬会社のステルス経済が出現した。今日では「病気支援団体」が沢山あり、多くはフェイスブックやユーチューブに載っている。これら「ブランド名のない」団体の会員は、「介在者」が製薬会社からお金を受け取っていることに気づいていないのかもしれない。

ゲノム研究はデジタルヘルスの野望である。23andMeのような会社がＤＴＣ（direct to consumer）遺伝子検査を提供してからすでに十年以上になり、価格は着実に下がっている。この会社は、始めは、耳垢が乾燥しているのはなぜかとか、尿がアスパラガス臭いのはなぜかなどインチキ臭かったが、年月を経て、糖尿病や認知症、さまざまな癌のリスクの助言をするなどまともになった。同社は長年、米国食品医薬品局（ＦＤＡ）との間で問題を起こしてきた。ＦＤＡは同社のやり方を問題視し、二〇一三年には唾液採集キットと個人ゲノムサービスの販売を中止させた。長期間交渉した後、ＦＤＡは最終的に承認した。23andMeの顧客は検査結果を非常に怖れるので（たとえば、ApoE4〈アポリポタンパクE変異遺伝子〉二コピー〈二個〉はアルツハイマー症の発症リスクが六〇パーセント）、遺伝子担当者は仕事の処理に追いつかない。

23andMeの最高経営責任者アン・ウォイッキは、顧客二十五万人分のＤＮＡデータでデータベースを構築したいと語った。「すべての研究にとって計り知れない貴重な手段です――学界にとっても、製薬会社にとっても」。サイエンスライターのチャールズ・サイフェは、23andMe の長期的な狙いはグーグルやフェイスブックと同じだと述べている。

個人ゲノムサービスの主要目的は医療手段ではない。無知な顧客を対象とする大量情報収集計画であり……同社の個人ゲノムサービスは医療手段どころではない。企業があなたの細胞の内奥にまで手を伸ばし、保険会社や製薬会社や販売業者が、あなたの身体をあなたよりよく知ることになるかもしれない世界への一方通行の入口なのである。しかも、サイトでは「他者と共有する遺伝子情報は自分の意思に反して使用されることがあります。あなたの遺伝子情報の他者との共有には気を付けましょう」と注意しているのだ。

フェイスブックとグーグルも、消費者の「強化」と、「コミュニティ」創設について同じようなことを言い出した。アン・ウォイッキは以前グーグルのセルゲイ・ブリンと結婚していた。二〇一四年のTED（Technology Entertainment Design）の会議で、ブリンのビジネス相手でグーグルの共同創始者のラリー・ペイジは述べた。「研究者全員が匿名の医療記録を使えるようにするなんて素晴らしいことじゃないですか。自由に医療記録を共有できれば年間十万人の生命が救えるでしょう」（ペイジによるこの数字の出所は不明）。エリック・トポルは、「私たちの誰もがフェイスブックの健康記録でもっと具合が良くなるかもしれない」と述べる医療ソフト専門家のメリッサ・マコーマックを持ち上げる。デジタルヘルスがどこへ向かうのか予見は困難ではない。23andMe のような会社は個人の膨大な数のゲノムを手にするだろう。製薬・健康保険会社や生命保険会社、将来の企業経営者、政府機関などの機関は直接・間接にこの情報を買わされるだろう。ハーバード大学の個人ゲノム計画（ＰＧＰ）は志願者にデータの共有の同意を求めている。エリック・トポルは「ＰＧＰは年次総会の開催とともに、リンクトイン（LinkedIn）やフェイスブックなどのオンラインフォーラムを強化して科学的知識の乏しい多くの参加者のために高度双方向の体験と教育を提供する」と書いている。二〇一四年にグローバル・アライアンス・フォー・ゲノミックス・アンド・ヘルス（The Global Alliance for Genomics and Health ＧＡ４ＧＨ）は初会合を開催し、グーグルなど百五十の団体が出席した。

オーウェル風のディストピアはもう始まっているのだ。Miinome〔遺伝子情報をマーケティングに活用する企業〕というアメリカのベンチャー企業は貧しい人たちからゲノムを買っている。イグザクトデータ社は性感染症患者のリストを売っている。ザ・カロライナズ・ヘルス・システム社は、顧客のクレジットカードのデータを調べて酒・タバコなどのほか不健康品目から高リスクの患者を探し出している。二〇一三年にイギリス政府はケアデータ（Care.data）という大作戦に着手した。ＮＨＳの患者全員の病歴をデジタル化し、医療・社会ケア情報センター（ＨＳＣＩＣ）の中央保管庫に保管した。二〇一四年二月、四千七百万人分の患者データが保険会社へ売却された。医療データの取引はビッグビジネスである。アメリカのＩＭＳヘルス社のような仲介業者は製薬会社や保険会社からデータを集め、市場開発に役立つように製薬会社に個々の医師の処方の癖に関する情報を売却している。ファイザー社は、ＩＭＳのような会社からの医療データの購入に毎年千二百万ドル（約十三億円）を支出している。買い手は他に広告会社や製薬関連の機関投資家などがある。医療データは決して「非公開」ではない。ＩＭＳのような会社が使うデータ取り出し道具なら、匿名と見られるデータを他のデータ源と相互参照することで簡単にこじ開けられる。特定の個人の探索に商業上の誘因はないが、他のデータ仲介業者が個人データから利益を生み出す方法をきっと考えつくだろう。デジタルヘルスの空想的理想主義者は、プライバシーを奇妙な、時代遅れの、無用の長物であって取引「相手」とのデータ「共有」の障害と見ている。さらに、プライバシーという概念は今や公共財と対立するもので、従って、時代遅れなだけでなく、かなり反社会的だと見る向きもある。フェイスブックとグーグルは利用者のデータを抜き出して売却し、利用者をお金に換えて儲けている。現在、これら巨大テクノロジー企業はリトルデータを採掘しているが、本当に関心があるのはビッグデータであり、ゲノムより大きいもの、ヒトを構成する他の「オーム」（総体を意味する接尾辞）すべてではないだろうか。

オンライン診療は定着し、若い人中心に受けている。多くの人は規則の不在と継続性の欠如、不適切な処方箋に懸念を表明している。従来の医者は診察なしの治療を嫌がる。しかし、身体の診察はその意義を失ってしまった。いまや医師は患者を見ずにパソコン画面を見つめることのほうが多い。アメリカの医学生と研修医は、医師で小説家のエイブラハム・バルギーズ（スタンフォード大学医学部）が診察を「スタンフォード25」と新たに銘打った医学の基礎からかけ離れてしまっている。「二十五の技術に依存した身体診察」のことである。私は「スタンフォード25」の名称はどうかと思うが――あたかもスタンフォード大学医学部が身体の診察法を発見したかのようだ――診察の際に必ず行う触診は、「癒し」という数値化できない不可欠な部分であるとベルギーズは正論を述べている。アメリカ医学界の多くは、旧来の医師の診察を顧みずにデジタル化データに執着することを嘆いている。心臓病学者のジョン・マンドルラは次のように書いた。

医療機器に移動型センサーとデジタル記録、二進法を取り入れるにつれて、これまでは治療だったことが惨めにも1と0との表示法では逸脱治療になった。

……良い治療はロケット科学ではない。だが、デジタルでもない。空白ではない。肺動脈からの数字ではない。そして、すぐに結果はでない。良き師とともに何年も患者を診る必要がある。私が懸念するのは、私たちが人から目と耳を逸らしていることだ。私たちは1と0に夢中である。陶酔かもしれない。

エリック・トポルは私のような医師をデジタルヘルスに対する大きな職業的障害と見ている。つまり「アメリカの医師の半数は五十五歳を超え、生まれつきのデジタル世代（三十歳未満）とはかなり差がある」というわけだ。トポル（六十四歳）には二百八十万という彼のインスタグラムのフォロワーがいて、デジタルヘルスのディスコで踊る親父である。「医療の未来派」を自認するハンガリー人のベルタラン・メスコはトポルの理想的デジタル世代の医師だ。「十四歳から毎日自分の生活を記録してきた。私のデジタル日記は一日も欠かさず、六千六百日以上ある」。トポルのように、彼は「医学界の象牙の塔はもう存在しない」と言い、「今日ではe患者とか力をつけた患者と呼ばれる患者は、医療必要案内《ヘルスケア・ニード・ガイダンス》をいつでもハッキングして粉砕できる」と述べている。

近年ではいくつかのインチキなデジタル案件もあり、中でも突出しているのがセラノス社である。エリザベス・ホームズというスタンフォード大学中退の十九歳の女性が二〇〇三年に設立した医療テクノロジー会社である。着想は安価な血液検査の、僅か一滴の採血という面白い仕組みで、「ラブ・オン・ア・チップ（Lab on a chip）」と呼ばれるナノテクノロジーにかけると数分で多数の結果が出る。これを「医療のiPod」と称した。ホームズは美人でカリスマ性があり、販売手腕もなかなかのもので、ルパート・マードックのような富豪にセラノス社への投資を勧誘し、同社のピーク時の資産は百億ドル（一兆円超）に達した。二人の元長官――ジョージ・シュルツとヘンリー・キッシンジャー――は取締役会への参加を要請された。ホームズは巨大薬局チェーンのウォルグリーンと交渉し、同チェーンの八千二百カ所の店舗に「セラノス・コーナー」を設置した。ピューリッツア賞を受賞した『ウォールストリートジャーナル』の調査報道記者ジョン・カレイロウは、告発者からセラノスは何もかも外から見るのとまったくちがうとの通報を受けた。彼は、技術は不正確で、個別検査をしたことがないことを知った。ホームズとセラノス社は「悪意ある」法的脅迫を展開して応酬したが、カレイロウと新聞社はこのカリスマ苛めっ子に立ち向かった。セラノス社の株価は暴落し、ウォルグリーンに訴えられた。二〇一八年、ホームズと共同事業者のサニー・バルワニは複数の詐欺容疑で起訴された。エリック・トポルはホームズに感心した。「彼女は分かっている──デジタル世代の人間だ」。トポルはホームズが自社の血液検査を「基本的人権」であると言って患者を利用した巧みな弁舌を称賛した。ホームズに判決が下ったとき、トポルは『いま患者はあなたに会います』の結びを自分に都合よく書き換え「セラノス社のテクノロジーに透明性がまったく欠けている点を憂慮している」と述べた。

デジタルヘルスは「数値を介した自己認識」がモットーの自己定量化の動きにいくぶん端を発している。この動きは二〇〇七年に雑誌『ワイアード』のケヴィン・ケリーとゲーリー・ウルフが始めた。自己定量化──とデジタルヘルス──は、管理に対する現代の強迫観念を示す徴候である。データと数値は、実生活や身体のいい加減さと不確実性、病気といった不測の事態とはまるで異なり、偽りがなく、予見できると見られている。アメリカ人作家のデイビッド・ブルックスが最初に言い出したことだが、イスラエル人歴史学者のユヴァル・ノア・ハラリはこの現代の疑似宗教を表すのに「データ主義（Dataism）」という言葉を普及させた。

あらゆる宗教と同様に戒律がある。データ主義者は、まず、どんどんメディアと繫がり、大量の情報を生み出して消費することで、データの流れを最大限にしなくてはならない。成功を遂げた宗教のようにデータ主義は布教もする。第二の戒律は何でもシステムに繋ぐことであり、繋がれたくない異端者も例外ではない。

デジタルヘルスは、また、国庫負担の保健医療制度が困難になるにつれて、社会が医療の自己責任というネオリベラル的価値観へ向かう状況を反映している。アメリカ人がデジタルヘルスに夢中なのは、抑制が効かず増加し続ける医療費を、減らすと考えるからだ。現実はまったく逆だろう。歴史的に見れば、新テクノロジーはつねに医療費を押し上げてきた。これまでのところ、最大の受益者は医産複合体と技術系産業である。

デジタルヘルスはイヴァン・イリイチの「社会的医原病」――医学の覇権が引き起こしたものよりも広範囲の文化的弊害だ（個々人に弊害があることではっきり分かる）――それに、ペトル・スクラバネクの「強制的健康主義」の論理的帰結である。イリイチもスクラバネクも正しさが証明されたことを険しい顔で納得している。ユヴァル・ノア・ハラリが予見するように、デジタルヘルスは監視社会、つまり「データ独裁国家」を生むだろう。一九九四年、スクラバネクは絶筆の『人道的医療の終焉（*Death of Humane Medicine*）』の中で次のように述べた。

医療支配《イアトロクラティック》国家（トマス・サーズの言葉）では、権力は身体の祭司と心の祭司に帰属する。「健康」は最高の美徳であり、いかなる犠牲を払っても維持しなければならない。誰も、気づかないまま自分の身上調書を書き、基準を逸脱すると定期審査に記録される。生活スタイルと危険因子、遺伝子分析《ジェネティック・プロファイル》が記録される。医師と雇用主、保険会社、警察は、必要な全情報をパソコン内に保有し（もしくは、じきに保有するだろう）、誰でも求職や受診、医療保険の申請、外国旅行、出産などの際に参考にされるだろう。国家の考え方が健康中心主義になると医療支配国家の青写真が現れる。それは徐々に実行に移される。本書では警告する。

しかし、イリイチもスクラバネクも強制が不必要なことを予想しなかった。新しい「e患者は」喜んで自分を差し出しているのだ。スクラバネクは、インターネットが本格化する前、巨大技術系企業《テック・ジャイアント》到来のかなり前に死去した。健康中心主義は、今日、国家による社会工学的政策の強制によらない医療の向上、健康維持の促進を求める幅広い社会的総意なのである。人々は自らをデジタルの、そして、デジタル化された社会の強力な一員であると確信しているので、技術系産業と医産複合体は抵抗なく膨大な人数を集めることになる。

第十一章　逆娼婦《アンチ・ハルロッツ》

消費者中心主義の動きはデジタルヘルスと同様に医師の力を弱め、医師と患者の関係を患者の有利に変える明確な意図がある。しかし、医師の権限は数十年この方着実に衰えてきた。ブリストル事件〔ブリストル王立小児病院の心臓手術後の死亡件数過多〕とシップマン事件〔患者連続殺人事件〕の後、イギリスの医師は専門職としては例外的に一定の監視と規制を受けることになった。最初にこの新規則を発動したのはアラン・ミルバーンなどの政治家とジャネット・スミス女史などの裁判官だった。医事委員会（the General Medical Council）やロイヤル・カレッジなども熱心に協力した。私はちょうどその前に——二〇〇〇年に——NHSを辞めたが、アイルランドはお定まりのようにすぐに追随している。

一九八三年に私が医師免許を取得したときは、医師は職業としても、医療の変革の面でも黄金期だった。その後の数十年間にNHS関連のさまざまな問題が起こった。一九九八年から二〇〇八年までの十年間だけでも四件あった。ブリストル事件、アルダーヘイ事件〔人工呼吸器停止が死に直結する小児患者の呼吸器が外された〕、シップマン事件、そして、スタッフォード事件〔患者への不適切な対応と死亡率の高さが問題とされた〕である。ブリストル王立病院事件は、一九九八年にイアン・ケネディ勅選弁護人が座長となり、この病院で心臓病手術をした小児の死に係る調査が行われた。報告書は二〇〇一年に公表され、外科医の技術と専門性について厳しく批判された。ケネディ報告書は医師の定期的評価と再検証の導入を勧告した。上級外科医の一人のジェームズ・ウィッシャートと会長のジョン・ロイランス博士が医事委員会により除名された。ブリストル病院調査の証言の中で、死亡した多数の小児の心臓がリバプールのアルダーヘイ小児病院の病理学科に保存されているとの証言が注目された。これによって二〇〇一年に別の報告書が公表され、国民は激しく抗議し、その結果、二〇〇四年に人体組織法（The Human Tissue Act）が成立した。二〇〇〇年、マンチェスターの開業医だったハロルド・シップマンは、患者十五人の連続殺人で有罪になった。二〇〇一年にジャネット・スミス座長の下で調査が行われ、二〇〇五年に報告書が提出された。報告書では医師に対する一段と厳しい規制が勧告された。だが、ＮＨＳ最大の事件では、スタッフォード病院の患者の扱いと死亡率に関心が集まった。事件の発端は二〇〇七年で、医事法専門の法廷弁護士であるロバート・フランシス勅選弁護人を座長とする二回の公聴会が開かれた。

医師の権威は徐々に衰退している。この衰退は自ら招いたことであり、予測不可能なさまざまな事件と社会変化の結果でもある。その中には既述の事件とインターネット、拡大する医療の政治化、金銭化などがある。医師はこのすべてを無防備にやり過ごし、経営陣とビッグサイエンスの学者にリーダーシップを譲り渡した。働き方の抜本的かつ破滅的な変化とプロトコルによる規制を泣く泣く受け入れた。ＮＨＳでは、ブリストル病院事件後のさまざまな問題の発生により、政治家と経営側が法曹界とマスコミを味方につけてこの力を剝奪した。私は自分の青年時代を美化するつもりはない。一九八三年当時は、医師はもっとましだったと言ったらウソになるだろう。そうではなかった。欲深で、怠惰で、横柄で、無能な男たち（医師は主に男だった）のために私は働いた。また、無欲で、患者に献身的で、後輩と学生にやさしい男たちのためにも働いた。私は地位には拘らなかったが、地位は責任に見合うべきものであろう。私たち医師は権力を譲り渡したが、患者への説明責任はそのまま残った。スタンリー・ボールドウィン（イギリスの政治家）が「責任を伴わない権力」――いつの時代にもある娼婦の特権――を行使してマスコミを退けたのは有名である。医師は逆娼婦《アンチ・ハルロッツ》になった。私たちは権力の行使はなく責任を負うのである。

哲学者のロナルド・ドウォーキンは、医師がかつて享受していた専門職の自立性について書いた。「医師はご機嫌取りやゴマスリをする必要がなかった。上司のご機嫌を伺って上手に立ち回る人間である必要はなかったのだ。癒しの技で十分に患者を引きつけ、楽な生活ができた。人生の仕事はほとんど自己管理だった。彼らは患者にだけ答えればよかった」。だが、それも変わった。今や、みな特売中なのだ。医師は自分を尊敬するのをやめたので、もう他者にも尊敬を求めない。これは服装などの些細なことに現れている。ほとんどの病院は現在では「肘から下は覆わない」方針をとっているが、それはメチシリン耐性黄色ブドウ球菌（ＭＲＳＡ）のような院内感染が医師から患者へ広がらないようにするためだという。この理由は根拠に乏しい。ＮＨＳは二〇〇八年に医師の白衣着用を禁止した。これは院内感染を不安視する世論への政治的ジェスチャーだった。この安易な仕掛けは、過密な患者の現状と個室や隔離施設の不足、清掃の外注、人員不足などの院内感染の真の原因から国民の目を逸らすことだった。白衣着用の禁止は、医師の権力を時代遅れの象徴と見ることから注意を逸らす政治的行為だった。白衣は黄金期の名残であり、専門的技能、科学の進歩、そして（逆説的だが）清潔さが合体していた。患者は医師らしい医師を信頼した。白衣は制服であり、医師は白衣に名誉と誇りを感じ、患者はそれに敏感だった。

医学界の衰退と堕落は専門や科学面だけでなく美学的にも知的にもである。臨床医貴族たちは封建制医療業務ピラミッドの頂点に君臨する富豪階級だったかもしれないが、彼らはリーダーであり、慣行通りにしていた。多くの医師には品格と「底力」――個人の資質と全体性の合体した不思議な属性――があった。医師業は底力の危機に瀕しているようだ。医師は公には仕事への愛着を口にするが、引退者がかなり多いことを統計数字は物語っている。経営側に虐められ、患者を恐れ、増える一方の行政監査の縛りにあって、私たち医師がそうさせた。私の在職中に医師団は離散した。看護師は補助職から競争相手になった。専門教育は分断され、短縮された。無能なだけの新しい医長が出てきた。管理者が経営者に昇格して病院を乗っ取った。医師が権力を失ったとき――見捨てられたと言うべきか――学際的なチームの一員として患者の診療に臨む現代の慣行に敬意を表さなければならない。この慣行はチーム の誰一人強権を持てず、思い通りにならず、すべての決定は全員の総意により達成される。しかし、学際チームは、何か不都合になると、悪いことは何でも医師に責任（と罪）を被せて、たいてい消滅してしまう。アライソン・ポラック（公衆衛生学者で保健・社会研究所〈the Institute of Health and Society〉所長）の言葉に、医師は「チームで働くのに、個人として非難される」というのがある。

政治家と経営者は、医師に対する規則と説明責任を追加する使命を果たす際に、一九八〇年代・九〇年代に現れた新タイプの生命倫理学者の協力を受けた。この新タイプの学者の典型がブリストル病院事件の調査で陣頭指揮した法学者のサー・イアン・ケネディだった。ケネディは一九八〇年に「医療の仮面を剝ぐ」をテーマに『リース・レクチャーズ』（一九四八年にBBC初代総帥のジョン・リース卿が、放送とは国民の知的・文化的生活を充実させる公共サービスであるべきとの信念に基づいて行った講演）を行った。彼の医師に対するやや左翼的批判は患者の権限強化の主張だったが、皮肉にも消費者中心主義に沿ったマーガレット・サッチャーの医師職およびNHS改革案と一致した。教育と地方自治体、公共サービスも同じ改革の対象となり、いわゆる「監視社会」をつくり出した。ケネディは極めつけの医療特殊法人支持者になった。「外部監査制度」創立は、ブリストル病院に関する勧告の一つで、二〇〇四年に医療監査・査察委員会（Commission for Healthcare Audit and Inspection CHAI）の設立に繋がった。同委員会は病院信託に対して膨大な量の資料提供を求めた。『ランセット』は、CHAIは「職場に偏見と不安、離職の環境」をつくったと批判した。倫理哲学者のオノラ・オニールは、二〇〇二年の『リース・レクチャーズ』で「信頼の問題」をテーマに、医師のような専門職の説明責任と規制の拡大を目指す制度は、改善しようとして不信を深めるという逆説的効果を生んだと述べた。二〇〇八年にCHAIが終了したとき、規制は「解決というより問題の一部」と考えられたとケネディは嘆いた。ハロルド・シップマン事件は、規制強化では偶にシップマンのような悪人が現れることを防げないと個人的には思ったが、医師に対する新たな締め付けの正当化に利用された。監査社会とともに現れたこの新しいエリート専門家は、自分たちは絶対に負わない責任をある程度果たし続けた医師の階級的優位を行使するようになった。

臨床医貴族の権力が衰えた後、その空白を埋めたのは経営者と臨床部長と呼ばれる新顔であり、彼らは営業の視点からその役割を考えた。臨床部長は同僚の医師たちからは信頼されず、経営者に操られたので、臨床医貴族の威信を得ることはなかった。医学界内の権力は徐々に病院から会議室や大学へ移った。新しいタイプの教授がビッグサイエンスの特権階級であり、委員会委員の男女は、ロイヤル・カレッジや専門団体、医学部に名声を求めた。臨床は野心のない者向けの仕事になった。こうして病院には指導者がいなくなった。経営者と臨床部長は名目上の担当はあるが、誘因は主に目標と数値であり、かつては病院を一つにまとめていた「見えない接着剤」の維持には無関心だった。医師にも看護師にもリーダーシップが欠如し、それが混沌と卑劣を助長して起きたのがスタッフォード病院事件だった。医師は派閥争いで分裂し、「自分たち」の病気と仕事の売り込みに懸命になり、公益を追求する団結力ある職業として機能しなくなった。私たちは自分たちの職責と伝統の井戸に毒を投げ込んだのだ。

服装だけ立派で怠け者の典型の医長では、かなりの辛抱強さは証明されても、昨今の医師が直面する厳しい現実には気づかない。今の医師は——彼らの両親と同じように——グローバルビジネスの人質である。『共感本能（*The Empathy Instinct*）』の著者ピーター・バザルジェットは、低俗で詮索好きな番組『ビッグブラザー』をイギリスでテレビ放映した不名誉で有名だが、彼は、医師は番組中の「同居人」のように現実から保護された環境で働いていると信じ込んでいる。バザルジェットは、一九五四年から七〇年にかけて七本製作された映画『ドクター・イン・ザ・ハウス』で名優ジェームズ・ロバートソン・ジャスティス演じる架空の外科医ランスロット・スプラットを例に出して、医師の「偉そうで、何でもできるような態度」を嘆いている。スプラットは「大袈裟で、攻撃的で、誇大妄想狂の外科医であり……看護師をいじめ、若い医師を脅し、患者を哀れな奴隷のように扱った」とバザルジェットは書いている。しかし、全歴史を通じて医師は大した尊敬を受けなかったし、黄金期の威信は短期の歴史の変則だろう。モリエールからショウまで、医師は気取り屋で無知、強欲、役立たずに描かれている。フランス革命前の全歴史で医師は職人として生計を立てていたとイヴァン・イリイチは述べた。イリイチは、医師は患者の健康よりも収入と地位に拘ったと医師業を軽蔑していた。「医師は他の職業よりも好き勝手に行動し、気候が良い土地、水がきれいな土地、人々に職があり診療代を払える土地に集まる傾向がある」。米国とカナダの医学教育に関するフレクスナー報告書（一九一〇年）は、当時の医学教育の驚くほどの低水準を記録していた。

A・J・クローニンの一九三七年のベストセラー『城砦』には、両大戦間期のイギリス医療の嘆かわしい低水準が描かれている。過去三十年間での地位の低下が医師をそれに見合う歴史的位置に押し戻し、医師には面白くない。医事委員会へ持ち込まれる医師に対する苦情は二〇〇七年から二〇一二年までで二倍に増えた。NHSは二〇一五～一六年で医療過誤の解決に十四億ポンド（約千八百億円）費やし、十年間で倍以上に増えた。医師に重過失致死の判決が下されて注目を浴びる事件も数件あった。ロンドンの外科医デイビッド・セルは控訴して有罪判決が覆されるまで十五カ月収監されていた。実習期間終了間近の小児科医のハディザ・バワ・ガルバは六歳児ジャック・アドコックの死後、二〇一六年に重過失致死罪の判決を受けた。「反省」を記すよう奨励されていた実習日誌が彼女に不利な証拠に使われた。イギリスの医師らはセルとバワ・ガルバの扱いに憤激した。ハツカネズミでも吠えることがある。

医師とその家族以外の者は、医師の幸不幸や道徳には関心がないと言うかもしれない。これが政治家や経営者、マスコミの考え方だった。だが、機能的な医療制度は強力で支援体制の整った医師業なしにはありえない。医師――とくに一般医――は若年で引退している。私の一般医の友人は、多くの患者の態度に耐えられないとの理由から四十代半ばでNHS業務をやめた。尊敬が終わると瞬く間に横柄が始まる。医師は苦境をよく政治家や経営者、ジャーナリスト、法律家のせいにする。これらの人たちが十分な対応をしなかったのは事実だが、自分自身をこそ非難すべきである。私たちは自分を対応できない外部の力の無力な犠牲者だと思っているが、それは間違いである。自分たちの油断と集団的臆病が私たちを現在の境遇に置いたのだ。

医師が日頃行っていた決断が、今はしばしば法廷に付託される。チャーリー・ガードとアイザイアー・ハーストラップ、アルフィー・エヴァンズの事例は、イギリスのマスコミで大きく報道されたもので、どれもよく似ている。男の乳児三人はいずれも治療不能な脳障害で、集中治療室以外では生きられなかった。担当医は、これ以上集中治療を続けても良くならないので、陳腐な常套語の「尊厳」死を認めるべきであるとそれぞれの両親に当然ともいえる忠告をした。三例とも、両親は同意せず、医師と病院を相手に法律で争う道を選んだ。両親らは同じ目的で、新聞やソーシャルメディアを通じて広報活動を繰り広げた。裁判では三件とも病院側を支持する判決が下された。三人の乳児はすでに死亡していた。三件は倫理的ジレンマとしてメディアに報じられたが、いずれにもジレンマはなかった。ジレンマとは二つ以上の代替案から、最善か、少なくとも最悪でないものを選ぶ難しい選択のことである。チャーリー・ガードが生き続け、グレートオーモンドストリート病院の集中治療室の外で人生を送るという代替シナリオはなかった。倫理問題ではなく、権威と専門知識の問題だった。病院は常に重度脳障害の小児と両親に対処してきた。今まではどのケースも個々の悲劇だった。医師と看護師は最善を尽くしたが、その時が来ると、別れを告げるよう両親を促した。変わったのは、現代の若い親は医師の権威と経験を受け入れず、その言葉を信じないことである。なぜ、そうなったのだろうか。理由はいくつかある。専門家や権威者への敬意が徐々に失われていること、インターネットを通じて容易に知識が得られるようになったこと、「専門職」に対する新たな不信、そして扇動的なソーシャルメディアの影響である。
　医師はこのすべてで不意をつかれた。「意思伝達力」がすべての問題を解決するとの通説は空疎な幻想にすぎないことが分かってきた。チャーリー・ガードを治療してきた多くの医師と看護師は殺害の脅迫を受け、家族の「支援者」から唾を吐かれた。仕事に復帰しなかった者もいた。アイルランド人弁護士で元法務大臣のマイケル・マクダウエルは、医師と病院は、本来は自ら解決すべきことを日常的に高等法院にたよっていると批判した。法的解決に頼りすぎて、医師はもはや困難な決断をする権威――底力――を有さず、傍観してきた。何を恐れているのだろう。法廷闘争は今日では当たり前になり、専門の仲介業者まで現れた。レディング大学の集中治療専門医クリス・ダンベリー博士は仲介人登録し、定期的に病院の依頼で家族との交渉に当たっている。博士はその特徴について語ってくれた。

　このケースは、二十代前半の父親で、治療不能な進行性の神経変性疾患があり、生存が難しかった。地元の神経科学センターから地元の病院へ戻されていた。同センターは緩和ケアのために戻る予定になっていると地元の病院へ告げたが、家族には、家に近いから戻されることになったと話した。集中治療医が初めて家族と面談した際に、緩和ケアと言われたことに家族は激怒し、神経科学科からは聞いていないと否定した。私が病院を訪れたときには、治療継続を願う署名が二万九千件あった。二百五十人が病院にピケを張った。

医師団との協議後、私は家族に話すように頼んだ。初めは緩和ケアに反対だった人々も最終的に同意した。次に、私は警察も警備担当者もいないところで家族と話をさせてくれるよう病院を必死に説得した。ついに病人の家族十八人の同意を取り付けた。最初は厳しかったが、三時間かけて話を聞き、意見交換した。翌週、控訴裁判所で裁判官は事情聴取なしに解決が可能かどうかと尋ねた。NHS信託の弁護人は反対したが、他の二人の弁護人はやってみる価値があると見た。私は、本件の専門医の一人として、家族および医師団と八時間ほど話し合った。時間とともに両者の距離が縮まってきたことがはっきりし、最後は全員が一つの案に同意した。治療は継続するが、これ以上の侵襲的な治療（心肺蘇生を含む）は行わないことになった。結果として患者は二、三年命を長らえた。

私はクリス・ダンベリーの聖人のような辛抱強さは持ち合わせていないが、私にも同じような経験があり、二家族との長引く争いに二〇一二年の大半を費やした。争いは双方の患者の避けられない免れない死で幕が下りた。気が滅入るほどいやな体験であり、思慮深く勇気ある同僚の支援があったからこそ無事に切り抜けられた。病院にはトラブルに対処する正式手続きはなかったので私たちは孤立無援だった。臨床リスク室から常に忠告されたことは〈別会合〉を持つことだった。〈別会合〉でなら彼らの言いたがる「効果的な意思伝達力」で解決できないはずはないと思えたようだった。しかし、グレートオーモンドストリート病院（チャーリー・ガード）、キングズカレッジ病院（アイザイア・ハーストラップ）、そして、アルダーヘイ病院（アルフィー・エヴァンズ）の医師団が知ったように、会議と仲介、伝達力にはおのずと限界があった。

患者と医師との暗黙の社会契約は破棄され、新しく立案する時だったが、社会が医師に何を求めているのかが明確ではなかった。患者は私たちに決断力があると同時に謙虚でもあること、聡明だが偉ぶらないこと、共感、忍耐、効用（身体的、心理的に）などを求める。これらの素質をすべて備えた人間はなかなかいないだろうし、そのことが、私たちが漠然と力不足を感じる理由でもある。意識啓発運動に注いでいるエネルギーの一部を患者と対話を始めることに振り向けられるかもしれない。『ブリティッシュ・メディカル・ジャーナル』の編集者リチャード・スミスは、二〇〇一年に「偽契約」について書いた。この契約は、現代医学はすごいことができると信じる患者が基になっている。つまり、医師は病気の原因を容易に診断でき、知るべきことはすべて心得ていて、あらゆる問題を解決、社会問題まで解決できるというのである。医師は、こんな風に考えるのは子供っぽく、契約はいんちきだと思っている。分かっているのは、現代医学には限界があること、つねに危険を伴うこと、社会問題の解決は無理なこと、すべてが分かるわけではないこと、知っているのは困難が多いだけであること、善行と害を与えることのバランスが非常に微妙であることだ。偽契約は数十年間も生命を医療の対象にしてきた避けられない結果である。私が医師であった間に医療には老齢化と薬物乱用、幼児期の行動が加えられた。偉大な医学史家である故ロイ・ポーターは『人類への最大の利益（*The Greatest Benefit to Mankind*）』（一九九七年）を著した。「医療に対する今日の複雑で混迷した姿勢は、治療の実態と医療化した社会の一世紀に及ぶ成長の累積結果である」。スミスが偽契約について書いてから十七年を経て医師の苦悩はますます深まり、医師の地位は崩れ去った。私たちは「医療には限界がある」や「死は避けられない」、「老化は病気ではない」のスローガンで意識啓発運動を始めるべきだろう。

この解決はみんなのためである。しかし、解決には多様な物事を集合させる必要があるので、私は楽観視していない。医師は経営側から力を奪い返さなければならない。看護師職と新たな協約を交渉する必要がある。医療訴訟は敵対的でない無過失賠償型に変える必要がある。医事委員会などの監督機関は抜本的な改革が必要だろう。説明責任は権限とともに再調整されなければならない。医師は、医療にできることとできないことについて、患者と社会、政治家、メディアと率直に話し合う必要がある。そういう改革はどう達成するのだろうか。現場の臨床医がすぐに立ち上がって枷を投げ捨てるとは思えない。医師団体は硬直化し保身にしか興味がない。経営者は易々と権力を引き渡さないだろう。奪う必要がある。現在の制度が存続するための誘因は改革の誘因よりはるかに大きい。とりわけ、医療にはリーダーシップが必要で、弱腰になってはならない。どこが起点になるか分かりにくい。次世代が解決する問題かもしれない。

私は次世代を教育している。最近、医学部の最終学年の学生を指導したとき、その病棟は一九八四年に私がインターンとして働いていたときの病棟ではないかと思った。私は学生に、堕落以前のエデンの園では私の担当患者は一カ所に集まっていたと言った——病院のあちこちに散らばっているのでも、救急室のストレッチャーにいるのでもなかった。私の上司――医学部教授――は回診の際、病棟付きの年長の修道女が付き添い、回診が終わると彼女の執務室でお茶を飲んだ。かなり昔のことなので記憶は美化されているかもしれないが、今の私の回診に比べると雲泥の差がある。前回の総合内科の週末待機の後、私は病院内の十五カ所に分散している五十人以上の患者を診察した。私は午前七時に回診を開始するので、夜勤の若手医師は午前九時には帰宅できる。開始は救急室から で、十人の患者がいる。四人は小部屋に、六人は廊下のストレッチャーに寝かされている。早朝なので廊下は暗く、患者の多くは眠っている。廊下のストレッチャーにいる高齢患者の診察は、物音がし、プライバシーがなく、人の行き来があってかなりやりづらい。診察の仕方はどの患者も同じである。入院を認めた若手医師から概要メモを受け取るが、その医師は交替して帰宅している。私は患者が病気かどうかを診断する。診断結果は入院を許可した医師と異なる場合が多いので、カルテに短いメモを記す。投薬表を見て処方薬をチェックする。敗血症と血栓塞栓症のプロトコルで必要のない患者に抗生物質の静脈投与が処置されていて、ほぼ全員に抗凝血薬が与えられている。救急部には胃から多量の出血がある男性がいる。急いで内視鏡検査が必要だが、ベッドが決まるまで待たされる。肝硬変（原因はアルコール）を患う二十二歳の患者が黄疸と浮腫で入院を許可された。この男性は一年ともたないだろう。精神科で長期診療中だった重い認知症の男性が肺炎で運び込まれてきた。（長年）呑み込むときに咳き込み、むせたので、言語聴覚療法士が入り、誤飲の危険があると判断して飲食を止められた。私はこれとは逆のことをするので患者にとっては一安心で、言語聴覚療法士には迷惑になる。回診終了までに何時間もかかり、その理由の一つは患者が方々に散らばっているからだ――「サファリ」回診と呼ばれている。ほとんどの病棟で看護師は回診に付き添わないので重要な情報が伝わらず、引き継がれない。私は臨床部長と看護師長との早朝会議に出なければならない。会議で話されることの多くは救急室のストレッチャーに寝かされている患者をどうにもできないことである。

救急部から始まり五時間半後の十二時三十分に回診は終了する。患者のほとんどは高齢者で養護施設の人が多い。ほとんどが数種の薬を長期に服用中である――二十種類もの薬を飲んでいる人もいる――すべて、間違いなく善意の一般医に処方され、その医師は指針に従っただけだ。高齢患者の何人かは一部の薬の副作用などが原因で私が治療を担当している。回診日は集中し、緊張する。臨床判断は回診の重点項目であり、私の役目は未処理や入院時の診断の誤り、適切な治療を受けていない患者を見つけることだ。決まりに縛られた根拠に基づく医療《エビデンスベースト》の世界では、この診断はあまり評価されない。そして、汚さと混沌、騒々しさ、意思伝達の乏しさにもかかわらず、全患者の責任は私一人が負うことになる。

若手医師と看護師の仕事にはきまりがある。看護師には医師へ緊急通報する「早期警告評点(early warning scores)」がある。ほとんどは誤報だ。他方、若手医師は、患者が望まず、弊害があったとしても、きまり通りに大多数の患者に抗生物質と抗凝血薬を処方せざるを得ない。こういうことが倦怠感や虚無感を誘発する。研究所はこの回診とまったくかけ離れているようであり、規則の増殖に導いた根拠に基づく医療は弱い者いじめになっている。患者はもう人ではなく、異常な生理学実験室の変数であり、機能不全であり、イヴァン・イリイチが「診断の束」と呼んだものである。医師、看護師など医療従事者全員は決まりどおりにきちんと仕事をこなしてきた。医産複合体は病人を機能不全の機械と見なしているのと同様に、医師についても規格化された、決まりどおりに動く職務遂行者と見なしている。患者は病院のベルトコンベアーで運ばれる一つの難題である。誰も担当しない、一人の人間として看護しないと感じてもそれほど驚くことではない。私の働く病院は率先して「患者の流れ」を良くし、組織としての医療工場モデルをはっきり打ち出しており、患者は一定量のインプットからアウトプットへと処理され、回転率はどんどん速くなる。処理はしているが、癒しはしていない。

回診後、軽い昼食に執務室へ。メールを開く。「公開開示」に関するワークショップへの招待が届いている。これは、最初から有罪性を認めることで医療ミスの不都合な結果の減少を目指そうとするものだ。この会の四人の「進行役」に医師は一人もいない。患者と家族に間違いを犯したと言わなければならない者は一人もいない。手洗いに関する講習会に強制参加を求めるメールもある。さらに、医師の損害補償組織から、難しい患者との交流、および共有意思決定に関するワークショップへの出席を求めるメールが来ている。ロイヤル・カレッジの一つから「臨床医のリーダーシップ」に関するセミナーに参加を求める通知がある。私は他の医師に指導者になる方法を教えることで臨床の最前線のストレスから逃れている賢い医師たちの矛盾について考えにふける。

第十二章　マクナマラの誤謬

医師と経営側の考え方の大きな相違は、経営側が医療をビジネスと同じように経営できてデータが成功の鍵と考えていることだ。「データ信奉者」である。完全に国営のNHSのような組織では、政治家には「納税者」という架空の人間に対する説明責任があり、確実に答える義務がある。この不合理とはいえない義務は、数十年の時の経過とともに数値――測定可能――に対する強迫観念となった。数値への傾注が現在のNHSにはびこる癌のような目標文化《ターゲットカルチャー》を生んだ。

数値の過度の強調はしばしばマクナマラの誤謬と呼ばれる。ロバート・ストレンジ・マクナマラ（一九一六～二〇〇九年）は、ケネディ政権とジョンソン政権の下で一九六一年から六八年までアメリカの国防長官を務めた。その非凡な経歴は他者を圧倒する。バークレー校で経済学を専攻後、ハーバード・ビジネス・スクールで修士号を取得し、最年少の二十四歳で教授になった。第二次世界大戦中は米軍統計管理局に所属した。ハーバードで学んだ精密な統計法を空爆の計画と実施に応用して劇的な効率化を遂げた。マクナマラは欧州と極東で任務に就き、極東ではカーチス・ルメイ司令官を補佐し日本の諸都市への焼夷弾投下計画に加わった。同計画は実行され、一夜にして民間人十万人以上が死亡した。戦後、フォード社は米軍統計管理局からマクナマラのほか数人を採用した。頭脳明晰なこの若者たちには「神童」のニックネームがついた。かつての大企業は当時混乱し、減益を続けていた。マクナマラたち神童は業績不振の中にあった大企業に合理的な統計分析の手法を導入して大きな改善をもたらし、同社を黒字に転換した。一九六〇年、マクナマラは四十四歳でフォード社長に指名された。フォード家以外で初めてこの栄誉に与った。社長就任から二カ月足らずで、ケネディ次期大統領から政権入りを打診された。当初指名された財務長官は適任でないと断り、国防長官に就任した。

マクナマラは、フォード社で成功した綿密な統計分析を国防総省でも駆使して、費用削減と効率化を図った。一九六〇年代初めのベトナム戦争激化の際、マクナマラは戦争遂行にこの量的手段を応用した。敵の人的被害が米国人死者数を超えている限り、戦いの結果は米国の勝利であると考えた。「あてにできること、あてにすべきこと。人命の損失がその一つである」。彼は敵の人的被害二十五万人を「分岐点」とし、それ以上なら北ベトナムは新兵を投入できないと読んだ。しかし、一九六七年まで大規模な地上軍の投入と北爆を行っても戦争終結の見通しは立たなかった。国民に反戦が拡大した。スタンフォード大学生でマクナマラの息子のクレイグさえ反戦デモに参加した。マクナマラは勝てないとの結論を下し、ジョンソン大統領と統合参謀本部に対して戦闘の縮小と和平交渉開始を助言するメモを書き送った。大統領はこのメモに応答せず、一九六七年末にマクナマラを解任した。後にマクナマラは「私は辞めたのか、更迭されたのか定かではなかった」と書いた。一九六八年四月、彼は世界銀行総裁に就任して一九八一年まで同職にあった。マクナマラの後任の国防長官クラーク・クリフォードは次のように語った。

ベトナムは管理の問題ではなく、戦争であり、戦争とは生死の問題であって、分析を超えた形にならないものだらけだ。彼（マクナマラ）は戦争体験がなく、最初は愚劣な無駄と不合理な感情、兵士たちが死んでいく事実と真実の捉え難さをよく理解しなかったのだろう。この戦いの政治的原因も十分理解せず、遅きに失した。彼は天性の知力とずば抜けた分析力を使い、彼の輝かしい経歴で行ってきたように戦争を支配しようとした――だが、ベトナムはそういう分析をものともしなかった。

マクナマラの辞任から三年後、社会学者で政治分析家のダニエル・ヤンケロビッチ（一九二四〜二〇一七年）は「マクナマラの誤謬（The McNamara Fallacy）」という言葉をつくった（英国系アイルランド人作家のチャールズ・ハンディは一九九四年の著書『パラドックスの時代（*The Empty raincoat*）』〔ジャパンタイムズより邦訳〕でこの言葉を普及させ、発案者とよく誤解される）。

第一段階は、測定しやすいものは何でも測定する。それが続く限りは問題ない。第二段階は、測定しにくいものは無視するか、任意の定量値を与える。これは人為的で、誤解を招きやすい。第三段階は、測定しにくいものは重要でないと考える。これは無知である。第四段階は、測定しにくいものは存在しないと言う。これは自殺行為である。

医学は、ずっとそうだったが、いい加減で、不正確で、不確実である。マクナマラの誤謬は、この錯綜するすべてが数字による分析で解決可能と考える妄想だ。そこから病院死亡率のような数字への過度の信頼や任意目標の設定へと導かれるのだが、その多く、あるいは、ほとんどは、治療の改善になるどころか害にすらなる。その一方で、看護と思いやりを持ち続けることなどの数量化できないことがなおざりにされている。

サー・ブライアン・ジャーマン教授はイギリス医学界のロバート・マクナマラである。一九九〇年代に病院標準化死亡率（the Hospital Standardized Mortality Ratio ＨＳＭＲ）という新しい数値を開発した。これが今でもＮＨＳ史上最大の大失態と見られているスタッフォード病院事件を引き起こした最大の要因だった。「スタッフォード」の名前は、今でもイギリス内の病院の看護の劣悪さのすべてを圧縮した言葉として使われている。この事件は、マクナマラの誤謬、目標文化、管理統制主義、政治とメディアのご都合主義、そして、どこにでもある不親切が一つに重なって発生した。ジャーマンの病院標準化死亡率は病院での「避けられる」死を測定するという誤解が拡がっている。つまり、死の直接原因はお粗末な医療看護にあるというのである。スタッフォード病院事件には数回の公的調査が入り、サー・ロバート・フランシス勅選弁護人も調査会を二度実施した。二〇一三年には、NHS医学部長のサー・ブルース・キーオ教授による高い病院標準化死亡率の病院十四カ所の調査もあった。ブライアン・ジャーマンと彼の病院標準化死亡率の逸話は、数値がいかに医療を誤った方向へ導くかの確かな警鐘である。

ジャーマンは、始めはロンドンの開業医だったが、学究生活へ入り、一九八四年に聖メアリー病院の一次医療〔外来〕の教授に就任し、後にインペリアル・カレッジ・ロンドンの一次医療部長になった。彼はイギリス医学界の著名人になった。一九九八年にナイトの称号を授与され、二〇〇三年に英国医師会会長に選出された。ジャーマンは統計と医療情報に関心が高く、困窮地区スコア(Underprivileged Area Score)、すなわちジャーマン指数のような社会経済指数を開発した。一九九〇年代初めに病院死亡率に関心を寄せて病院標準化死亡率(HSMR)を開発した。その公式は次のとおり。

HSMR＝(実際の死者数÷予想死者数)×一〇〇

従って、病院標準化死亡率一〇〇は、実際の死亡率と予想死亡率が等しいことを意味する。死因は退院コードから取られた。患者の死後、病院職員――「コード化担当者」――は症例を調べて主要な、つまり一次診断に特定のコードを、そして、その他の診断、つまり「併存疾患」にもコードを割り当てるのである。この数字は国際疾病分類(international classification of disease ICD)に基づいている。この数字コードは、臨床データの明瞭さやコード化担当者の判断次第で常に正しいとは言えない。医療情報専門家のポール・テイラーは、病院標準化死亡率の決め方についてこう説明した。

実際にあった死亡事例に関するデータを病院データ（Hospital Episode Statistics ＨＥＳ）から取り出し、院内死に限定する。入院の八割を占める五十件の最多診断の死のリスクを計算するのにロジスティック回帰モデルを使う。これは性別、年齢、入院方法（選択、または非選択）、患者の居住地域の社会経済的剝奪第五分位値、診断・手続きサブグループ、併存疾患、過去の緊急入院回数、退院年、入院月と入院原因、緩和ケアに対する国際疾病分類の使用など一定の要因の組み合わせに基づく。彼らは各ＮＨＳ信託が見たこれらの要因の混合比データを使って予想死亡率を計算した。

一九九九年、ジャーマンはブリストル王立病院の小児心臓手術ユニットに関するケネディ調査会の公開討論会に参加した。この事件はＮＨＳの歴史における転換点だった。イギリス医療はもう元に戻らないだろう。発端は病院の麻酔医スティーブ・ボルシンが、心臓手術を受けた乳児と小児の高死亡率に懸念を表明したことだった。メディアは乳児の大量殺害の責任は腕の悪い外科医にあると安易に報じた。真実はもっと複雑でもあり、ありふれたことでもあった。外科医は他の専門にまわすべきだった手術を引き受け、また、心臓手術ユニットは人員不足で資金不足だった。ケネディ調査会の重点勧告の一つが、病院死亡率を幅広く入手しやすくすべきという点だった。ジャーマンがブリストル調査会に加わったその年に、彼とインペリアル・カレッジの同僚たちは「日常的に収集されたデータを使用してイギリスの病院における死の違いを説明する」と題する論文を『ブリティッシュ・メディカル・ジャーナル』に発表した。ブリストル王立病院事件の渦中に発表したので注目を浴びた。論文は病院標準化死亡率の統計方法の概要を説明し、イギリス各地の病院の死亡率の差異を報じていた。患者数に対する病院死亡率と医師の割合（病院と総合診療の両方）の高い関連を示し、政治的な意味合いがこもっていた。ジャーマンはフランク・ドブソン保健大臣に対し、イギリス各地の病院の病院標準化率死亡率が公表可能かどうかを文書で照会した。大臣は断った。二〇〇〇年九月、ジャーマンは『サンデータイムズ』のティム・ケルシーと『フィナンシャルタイムズ』のロジャー・テイラーの二人の記者と面談した。二人はブリストル王立病院事件に関する記事を書き、ジャーマンの病院標準化死亡率の営利事業の可能性を指摘した。ケルシーとテイラーは共同で「ドクター・フォスター情報（Dr Foster Intelligence ＤＦＩ）」を立ち上げ、二〇〇一年に最初の「優良病院案内」が出た。ドクター・フォスター情報は営利事業として確立し、「優良病院案内」（病院標準化死亡率と病院比較成績一覧表を掲載）と病院信託への役務提供から利益を得た。「私たちは医療変数の分析と世界中の臨床比較分析を率先して提供している」と主張している。アラン・ミルバーン元保健大臣は熱心な支援者で、病院は好むと好まざるとにかかわらずＤＦＩと協力すべきであると述べた。ミルバーンの後任のパトリシア・ヒューイット大臣は、二〇〇六年に同社を千二百万ポンド（約十六億円）で買収した。この取引に競争入札はなかった。ロジャー・テイラーは今でもＤＦＩの研究部長であり、自分は「企業家兼ジャーナリスト兼文筆家」と自称している——そこには確かに「統計専門家」の肩書はなかった。ティム・ケルシーは現在オーストラリア・デジタルヘルス庁の代表である。テイラーとケルシーは企業家としての幸運を与えてくれたジャーマンに深く感謝しているにちがいない。冗談めいているが、ジャーマンがインペリアル・カレッジ・ロンドンで率いる学究ユニットは「ドクター・フォスター・ユニット（the Doctor Foster Unit ＤＦＵ）と命名された。ジャーマンはつねにＤＦＵはＤＦＩとはまったく別組織だと言っていた。だが、第二回フランシス調査会に対し、ＤＦＵの資金の四七パーセントがＤＦＩから出たことを認めた。

二〇〇七年、ＤＦＩの「優良病院案内」は、ミッドスタッフォードシャーＮＨＳ信託の病院標準化死亡率を国内で四番目に高い一二七とした。信託側は、高い数値の原因は不正確なコード化にあると考えた。症例記録を再検討して数例のコード化を見直した。信託側はさらにバーミンガム大学のリチャード・リルフォード教授とＭ・Ａ・モハメッド博士の二名の疫学者に委嘱して計算に使われた統計方法を検証した。リルフォードとモハメッドは病院標準化死亡率の名うての批判者だった。彼らはコードの正確度、地元の一般医の医療、緊急入院の割合、ホスピス利用度などさまざまな偏りに左右されやすいとの意見を述べた。この方法では「避けられる」死、つまり、医療の質は測定できなかっただろうと結論した。他の多くの統計学者や医療情報学者もその結論に同意した。ジュリー・ベイリーという女性がいなかったら、スタッフォード病院と同病院の病院標準化死亡率は地元か、少なくとも、地域の関心事でしかなかっただろう。この女性の八十六歳の母親ベラは二〇〇七年十一月八日にスタッフォード病院で死亡したが、「炎症を起こした裂孔ヘルニア」で入院して八週間後のことだった。ベイリー一家は病院のお粗末な医療に非常に驚いた。ベイリーは病院代表のマーティン・イェーツに苦情を申し立てたが、返事はなかった。彼女は地方新聞に手紙を出し、また、同様の経験をした数家族と連絡を取った。その結果、ベイリーは「NHSを救え（Cure the NHS)」という地元の圧力団体を立ち上げた。スタッフォード病院で家族を失くした人たちの会であり、二〇〇七年十二月にベイリーが経営する喫茶店「ブレイクス」で初会合を開いた。

一方で、医療委員会（the Healthcare Commission）は、スタッフォード病院の病院標準化死亡率が高いことに気づき、二〇〇八年三月から十月にかけて調査を行った。報告書は二〇〇九年三月に公表された。同委員会は数値の高さについてはあまり気に留めなかった――すなわち、主にコード化の拙さのためだと考えた。報告書の内容は公表前に報道に漏れた。そこには、過去十年以上に亘り推定四百人から千二百人超（それに「避けられたと推定される」）死者がいるとされていた。この数字は公表された最終報告書には出てこなかったが、報道に漏れ、各紙の見出しになった。それらは今日まで証拠として残っている。委員会報告が公表されたとき、ゴードン・ブラウン首相とアラン・ジョンソン保健大臣は、スタッフォード病院で不十分な医療を受けた患者と家族に謝罪した。マーティン・イェーツ代表は停職、責任者のトニ・ブリスビーは辞職した。保健大臣は二〇〇九年六月五日にアンディ・バーナムに交代し、七月二十一日に新大臣は、さらにロバート・フランシス勅選弁護人を座長とする独立調査会がスタッフォード病院に入る旨発表した。この調査会の報告書は二〇一〇年二月二十四日に公表された。

調査では病院の死亡率に多くの時間が割かれ、フランシスはジャーマンの証拠を大いに信頼していた。報告書には今では有名な一九九六年から二〇〇八年のスタッフォード病院の病院標準化死亡率の表が、「予想された」死に対して千百九十七人超の死者が「観察された」最終数字とともに載っている。フランシスは、ミッドスタッフォードシャーのその後の数字が「驚くほどはっきりした改善」を示していることを指摘して、病院標準化死亡率について疑問を呈した。二〇〇八～〇九年の病院標準化死亡率は八九・六に下がり、二〇〇九年版「優良病院案内」では、スタッフォード病院は上位十四の病院に入っていたのである。フランシスはジャーマンの名声と地位を認めつつ、病院標準化死亡率のような統計は、DFIのような営利事業ではなく、政府出資の独立機関の手で扱われるべきであると提案した。しかし、ジャーマンは、すべての「超過」死者数は必ずしも「避けられ」なかったと慎重に調査会に指摘した。

死亡率警報と病院標準化死亡率が病院の落ち度を発見するための直接手段として使用され得なかったことを認める……データの役割は……疑問を投げかけることだ。その月に注意喚起した特定の診断や処置の高死亡率の説明はどうなるのか。私たちがNHS信託へ送る注意喚起の書簡の中で、数字の裏側にあるものについては断定しなかったことをはっきりさせている。

フランシスは最終的に病院標準化死亡率の数値からは結論を出せなかったとした。

第三者的立場の専門家二名による報告を含めて調査会に提出された広範囲の意見を考察した結果、NHS信託における避けられる死、あるいは、不必要な死について特定のあるいは一定の範囲の数字から推論することは危険であろうと判断した。

この話は、そして、ロバート・フランシスも、そこで終わりではなかった。二〇一〇年六月、(保守政権の)新保健大臣アンドリュー・ランスリーは、フランシスを座長として改めて公開調査を行うと述べた。「NHSを救え」は、一回目は公開ではなかったと不平を訴え、フランシス自身も権限が狭すぎると考えた。フランシスは二〇一〇年に任務を再開し、二〇一三年二月に報告書が公表された。またもサー・ブライアンから根拠を聴取したが、ジャーマンはフランシスの辛抱強さを試しているように見える。「調査会はジャーマン教授から大量の詳細な証拠と分析を受け取った」。第二回フランシス調査会は「ブライアン・ジャーマン教授が提出した」今では悪名高い一九九六年から二〇〇九年までのスタッフォード病院の病院標準化死亡率一覧表など一回目とほぼ同じ範囲について調査を行った。サー・ブルース・キーオ教授は病院標準化死亡率に強い懸念を表明した。

潜在的に「避けられる」死はア・プリオリとはいえず、従って病院標準化死亡率のような純粋に統計的手法のデリケートさと特異性を評価する「判断基準」ではありえない。さらに、病院が提供する医療の質全体を一つの方法で要約することは難しい……病院標準化死亡率の単なる「実績対比一覧表」の提示は差し控えたいと考える。

イアン・ケネディも病院標準化死亡率を批判した。「その時、病院標準化死亡率は予想されるリスクや不成績としては広く受け入れられなかったと調査会で述べた」。フランシスは、明らかに、病院標準化死亡率について論争が長引くことをよしとしなかった。報告書には「統計専門家ではない者にとって」とか「正しく理解していれば」などの表現がやたらに多かった。彼は、多少うんざりした様子で「今日まで比較数値を示す方法として一般的に認められている方法はなく、病院の患者死亡数から、また、避けられる死亡数について、道理に合わない結論が相変わらず導き出されている」と第一回調査会終了時と同様に締めくくった。メディアと政治家は、七十八万三七一〇語ものフランシス報告書にざっと目を通したはずである。彼らはスタッフォード病院では「避けられる」死が千二百件あったと信じきっていた。『ガーディアン』だけは後に――二〇一五年――この数字はまったくのでたらめで、数字に関する自社の報道が正しくなかったことを認めた。

スタッフォード病院はＮＨＳの地方総合病院としてとくに悪くも、良くもなかったのだろう。多くの地元住民はジュリー・ベイリーの運動に深く憤った。ベイリーは匿名で嫌がらせメールを受け取り、母親の墓が荒らされた。彼女は第二回フランシス報告書の公表後しばらくして、二〇一三年にスタッフォードを立ち去った。スタッフォード病院は、多くの病院と同様に、乏しい勤労意欲と人員・設備の不足、目標到達のプレッシャー、衰弱した高齢患者の増える一方の要求と格闘していた。目撃者の供述は痛々しかったが、スタッフォード病院は本当に腐ったリンゴで、外れなのだろうか。ＮＨＳで働いた十四年間に、私は「中核拠点」と見なされる病院で、スタッフォード病院の出来事に似た冷酷さや怠慢を目の当たりにした。スタッフォード病院で起きたこと、そして、多くのＮＨＳ病院で起きたこと、まだ起きていることは、数十年間の管理統制的全体主義、人員不足、医師と看護師の専門レベルの着実な低下などが重複した結果だった。高名な勅選弁護人のロバート・フランシスは、急性期医療病棟がつねに混乱と人手不足、リーダー不在の瀬戸際にあること、ほとんどのベッドは人手を要する高齢患者で占められていること、年長の経験豊かな看護師はもっと楽な勤務を求めてこういう病棟を見捨てたこと、患者の医療より書式を埋めたり、チェックマークを入れたりすることが優先なのを知らなかった。フランシスの二回の調査はインチキ統計が引き金になったが、この統計法を生み出したのがサー・ブライアン・ジャーマンほどの高名な人物だったのが信じられなかったようだ。

第二回報告書の公表まで三週間を切ったころ、サー・ブルース・キーオは、スタッフォード病院のように病院標準化死亡率が高い十四の病院を中心にＮＨＳの救急医療を再検討したいと述べた。彼は保健大臣のジェレミー・ハントに書簡を送った。「避けられる死の実数を測るのに（病院標準化死亡率のような）統計手法を使用することは臨床上意味がなく、学問的にも無謀である」。キーオは真の問題の所在をハントに告げた。「病院信託の中には地理的にも、研究面でも、孤立して業務を遂行しているところがある……現場の臨床医、とくに若手の看護師や医師に対価と支援が不足しており……支援や改善よりも説明責任や非難の目的のために透明性を利用するあたりに不均衡がある」。キーオは病院標準化死亡率と「避けられる」死との関係について再調査を委嘱し、ニック・ブラック（医療サービス研究教授）とアラ・ダルジ卿が調査を行った。その結果は二〇一五年に『ブリティッシュ・メディカル・ジャーナル』に公表された。彼らは三十四カ所のNHS信託から百人の死亡例を無作為に選択し、その結果避けられる死の割合は低く（三・六パーセント）、病院標準化死亡率との有意な関連はないことが分かった。スタッフォード病院の死亡について同じような（もっと小規模の）外部調査が――ミッドスタッフォードシャーNHS財団信託に委嘱して――二〇〇九年にマイケル・レイカー博士（ニューカッスル大学）によって行われていた。レイカー博士は百二十症例を再調査し、五十家族と面談した。不十分な医療が直接の原因となった死は「おそらく一例」だったと結論した。

キーオは二〇一三年七月十六日にハント大臣に書簡を提出した。その二日前に『サンデーテレグラフ』は「病院死亡率に関する労働党の『否定請負人《ディナイアル・マシーン》』」と題する記事を掲載した。

インペリアル・カレッジ・ロンドンのサー・ブライアン・ジャーマン教授は政府の再調査を

行い、病院信託十四カ所は、二〇〇五年以降の一万三千人の「過剰死」に責任があることが今週明らかになるだろう。

……サー・ブルース・キーオ教授は各病院の不十分な医療、医療過誤、管理の失敗などがいかに患者の症状を悪化させたかを明らかにし、また、千二百人が無駄死にしたスタッフォード病院事件が一度だけではなかったことを述べるだろう。

メディアは確かにジャーマンが大好きだ。ここに二〇一四年の彼の横顔が載った『ガーディアン』がある。「記者の電話にはすぐに出るし、どんな質問にもきびきび対応する八十歳はいつも記者の味方である。彼は斬新な構想の提唱者でもある。病院標準化死亡率のことだ」。キーオ報告書公表の一カ月後、サー・デイビッド・シュピーゲルハルターは『ブリティッシュ・メディカル・ジャーナル』に論評を書いた。シュピーゲルハルターは著名な統計学者で、ケンブリッジ大学ウィントンセンターのリスク学教授、王立協会会員で、王立統計学会会長である。彼は病院死に関するメディアの怒りについて調査した。

では、一万三千人はどこから来たか。それは二〇〇五年から二〇一二年までのNHS信託十四カ所における実際の死亡者数と死亡者推定数との差である。『テレグラフ』は、この数字はキーオチームの一人のブライアン・ジャーマン教授の研究に基づくもので、数字はジャーマンのサイトにある病院標準化死亡率のデータから取り出せると主張する。記者へのそういうブリーフィングが誤報を招きかねないことは当然予想すべきだった……NHS信託の半数くらいは平均前後の確率変動で「予想よりも高い」死亡率になるだろうと私たちはにらんでいる……死亡者の実数と予想数との差は「過剰死」と呼ばれており、ブリストル王立小児病院調査の際に使用された言葉である。あの統計チームの長として、無知であれ、虚偽であれ、この使い方は「死ななくてもすんだ死」と解釈されることが非常に残念だ……ミッドスタッフォードシャーの「千二百人」のように「一万三千人」は「ゾンビ統計」になろうとしている——何度打ち消しても消えない数字である。

ブリストル王立小児病院の「過剰死」という言葉の不用意な使い方に対するシュピーゲルハルターの悔恨は核心を衝いている。しかし、サー・ブライアン・ジャーマン教授は、そういう公然の悔恨には組みしようとせず、また、サー・ブルース・キーオはじめ多くの者が自分の大事な統計を繰り返し再検討することにも動じなかった。どちらかといえば、さらに頑固になった。二〇一七年九月の『メール・オン・サンデー』は「NHSが一万九千件の『疑わしい』死を葬る。イギリス中の多くの病院が『安全ではないかもしれない』の声が広がる中で、専門家は『避けられる』死の緊急調査を要求」という見出しの記事を掲載した。

サー・ブライアン・ジャーマン教授は、調査すべき高死亡率が見過ごされている「安全が疑問視される」病院が多数あることが分かってショックだと言う……過去五年間にイギリスの病院で三万二八一〇件の「予想されない」死があった。だが、ＮＨＳが推奨する方法を使えば、該当するのは一万三六二七件だけだった――差は一万九一八三件である。

イギリスの医学界で高名なジャーマンは、いつもの記者ブリーフを通じて国民を怖がらせた。フランシスはジャーマンを甘やかし、彼の高名さゆえに直接の批判に手をこまねいていた。ジャーマンとしては自分の非を認めるには遅すぎた。彼は病院標準化死亡率に自らの職業と学問の信用のすべてをかけていた。

しかし、ロバート・マクナマラは大物だけあって、老いて後に自分の非を認めた。長いホワイトハウス後の期間中に何度も自分のベトナム体験を振り返り、学習した。八十五歳の時、彼は会見相手に語った。「私は人生を振り返り自分の行為について考えられる年齢になった。私の原則は学ぼうとすること、起きたことを理解しようと努めることだ。学んだことを生かし、次に引き渡すことだ」。晩年はそれに徹した。彼は北ベトナムのヴォー・グエン・ザップ大将と会い、米国は敵を理解し損なったことを知った。「我々はベトナムを冷戦の延長と考えていたが、ベトナム人にとっては内戦だった」。この失敗は「地域の歴史や文化、政情、ベトナム人指導者の人柄・慣習についての無知の深さを反映していた」。マクナマラが二〇〇九年に死去した際に『エコノミスト』は述べた。「あらゆる目標設定と評価、注意深い計算と費用対効果の分析のただ中に普通の人間がいるとずっと考えていた。彼らは予想外の行動をとった」。

マクナマラの経歴は管理統制主義《マネジャリズム》崇拝の著しい例でもあり、二十世紀後半はマネジャリズムが経済・産業のみならず、医療や教育、政治など人間活動の多くの分野で支配的になった。マクナマラは新しい経営者の偉大な手本だった。「経営管理学に熟達した専門家であり、いくつもの専門分野を自由に動き回るゼネラリストでもある」。ロバート・H・ヘイズとウィリアム・J・アバナシーは一九八〇年に『ハーバード・ビジネス・レビュー』に投稿し、アメリカ経済衰退の原因としてマネジャリズム（少なくとも一部を）を批判した。

学問の世界のように経済界に頭をもたげてきたのは経営専門家というただの「偽専門家」による間違った浅薄な先入観であり――有名でない会社に入り込めた特定の産業や技術分野で特に専門知識のない者が、厳しい財務管理や資産運用、市場操作によって順調な経営を行っている。

医療分野での数値への強迫観念は、一部はマネジャリズムが原因である。サー・ジェリー・ロビンソンなどの有名な管理統制主義者たちは、複雑な医療に一般的経営手法を簡単に適用できるという思い違いを絶えず持ち込んだ。第二回フランシス報告書の公表後二週間足らずに、彼は『デイリーテレグラフ』に「NHSは改善できる」という意見を投稿した。

レスターのあるマクドナルド店を想像してみたまえ。ここでは物事がうまくいっていない。チキンナゲットの数を間違えて出したり、トイレに石鹸がなかったり。こういう問題は、国内のマクドナルド系列他店の業績と比較し、毎週報告するシステムですぐに明らかになり、管理責任者は数日で問題を解決するだろう。

数字重視の管理統制主義者にとって、NHSの経営は多くのマクドナルド販売店でカスタマーエクスペリエンスを確実にすることと本質的に変わらない。

スタッフォード病院事件は目標文化《ターゲットカルチャー》のせいでもある。財団信託の財政目標達成のために病院は百五十人をクビにし、ベッド百台（総数の一八パーセント）を不使用にした。この病院は全国で看護師数がもっとも少ない病院の一つで、百二十人分足りない。医療委員会の調査では、病院は四時間目標（救急医療患者の診察、治療、入退院の判断目標）違反にならないように、若手医師を総合医療病棟から救急医療へまわしていた。総合医療病棟は医師不足で危うくなった。スタッフォード病院に対し衝撃と怒りの矛先を向けた政治家こそ、往々にして目標を課した当の大臣である。ジョン・メージャー保守党政権は一九九〇年代初めに患者憲章（the Patient's Charter）を立ち上げて端緒を付けたが、熱心に進めたのはブレア政権だった。最初は待ち時間と清潔さ、平均入院期間などが目標とされた。ヌフィールドトラストの医療サービス分析者のイアン・ブラントはこう書いた。「目標への基本的取り組みの一つは、問題になることよりも、数字になることの評価である。これは目標（活動のごく一部）が質（医療の一連の複雑なプロセスと相互作用の結果）の推断に使われるときに特に言える」。導入当初は、ＮＨＳの目標は資金と中央からの支援増によってたいてい達成されたとブラントは述べた。しかし、目標はどうしても下降線を辿るものだ。「管理責任者の更迭や名誉不名誉の公表などのリスクを増やす方法からは、データの『ごまかし』や、短期主義、執拗な検閲、過信などが現れた」。目標は適切に選ばれた少数分野で、資金の追加支援があればそれなりの効果が出る。手当たり次第に目標を増やせば、病院内の優先順位に混乱が生じる。医療の改善を目指すのが目標なら、それだけで終了だが、しばしば本来の目的とは甚だしい逆方向へ導くことがある。

ＮＨＳの医長は、軽度の患者の緊急でない大手術を目標達成のために中止したという話には慣れている。救急部の四時間目標達成のために管理責任者がとる身勝手で時には奇妙な策略についても誰もがよく知っている。スコットランドの医学王立大学と学部学会（The Academy of Medical Royal Colleges and Faculties）は、二〇一五年の文書「スコットランドに持続可能なＮＨＳを築く」でＮＨＳの多数を代弁した。「国家目標と方策の設定の提案に対する現在の取り組みは、当初は実質的な改善が見られたが、現在はＮＨＳにはびこる容認できない文化を生み出した。それはしばしば臨床の優先順位を歪め、資金を無駄にし、あまりも多くの悪弊にエネルギーを集中している」。政治家――ＮＨＳ目標の伝統的支持者――でさえ疑いを持ち始めている。スコットランド保守党は二〇一六年の総選挙用マニフェストで疑問を表明した（「愛する者のための世界に通用する医療制度」）。「医師には、目標の達成ではなく、良い結果を得るための最善の医学的決断をして欲しい」。しかし、それから一年足らずの二〇一七年二月、スコットランド保守党は、外来患者の順番待ち名簿目標を達成しなかったとしてスコットランド国民党政権を非難した。

二〇一五年、ＤＦＩは「医療における業績データの利用と濫用」という報告書を発表した。ＤＦＩの共同設立者のロジャー・テイラーは三人の共著者の一人で、三人は統計や疫学の専門家ではなかった。医療関係数値が存在理由のすべてのＤＦＩのような団体が、数値の限界を詳細に伝える報告書を発表すると、俄然、人々の注目を集めることになる。自分たちの根幹にかかわる数値への強迫観念を批判する文書の作成は皮肉でも何でもなかった。文書には、目標についての意図しない不利な結果が列挙されていた。（一）視野の偏り――数値化される臨床業務面に集中し、数値化されない分野が放置される。（二）不公正――例えば、医師は個々の死亡率を上げるかもしれない「良くない結果」を恐れるあまり、重病患者の手術を避けようとするかもしれない。（三）虐め。（四）衰退――専門的動機づけの減退。（五）天井効果――向上心を奪う。（六）策略。（七）錯乱――不成績を示唆するデータに挑戦する、混乱させる、あるいは、否定する。ＤＦＩはデータの質の向上や、策略への対応のような「データの悪用を減らす」方法を提言した。心臓外科医のスティーブン・ウェスタビー教授は心臓外科医の死亡率の公表がいかに「逆選択」（情報の非対称性が存在する状況）へ導くかについて『スペクテーター』に投稿した。

死亡率が軽率に公表された。外科医は「告発され恥をさらし」、いつまでもＮＨＳ伝説に祀られることになる。すぐに重点が患者の治療から保身へ移る。だから、心臓外科手術患者の回復に寄与する多くの人々がレーダー網の下にいるための最も簡単な方法は、重病患者を避けることである。低リスクは低死亡率につながる。

なぜロジャー・テイラーやジョアン・ショウ、ケイティ・ディックスのような「偽専門家」のほうがスティーブン・ウェスタビーのような人たちより保健政策に強い影響力を及ぼすのか。一部は「専門家」への当今の不信のせいである。一九八〇年代末のサッチャー改革以来、ＮＨＳは政治家に注目されることなら気まぐれでも何でも「営利の可能性を求める」ことに執心する経営相談役やご都合主義者に大儲けさせてきた。今日の政治家は、外科教授や王立協会会員といるより、実業家や経営相談役、ジャーナリストと一緒のほうが居心地がよい。辞任したら、実業家やジャーナリスト、経営相談役と手を組むことになる。閣僚と民間部門間の「回転ドア」現象は現在では世の習いである。アラン・ミルバーン（ＤＦＩに強い関心があった）は、二〇〇三年の保健大臣退任後は、ＮＨＳのＰＦＩ（民間資金活用事業）に出資するベンチャー投資会社のブリッジポイントキャピタル社の相談役に就いた。スタッフォード病院事件に衝撃と怒りを表明した政治家やジャーナリストは、例によってどんどん先へ進み、スタッフォード病院は永久に名前を汚され、ゾンビ話とゾンビ統計が生き長らえる中でどうにか存続しなければならない。

医療に数値の居場所はないと主張するのは愚かだろうが、数値の過度の強調は現代医療を真の目的から引き離した。数字は道具であって、専制君主ではない。医療に対する社会の主な関心は思いやりの欠如である。この関心は、スタッフォード病院事件で示されたとおり、その正しさが証明され、多くの医師と看護師はこれを現代医療の最大の課題と見ている。思いやり——やさしさと勇気、能力、底力——を構成するものは数量化できない。かつてＮＨＳのような組織を一つにしていた善意という「見えない糊」は消え失せてしまった。

第十三章 共感の嘘

スタッフォード病院の死亡率の数字はこの事件の最大の衝撃から注意を逸らした。病院内の怠慢と冷酷のことである。第一回フランシス調査会での目撃証言は、病院が人間の尊厳を傷つけたことを述べていた。高齢患者が排泄物まみれで寝かされていたのだ。医学界からは予想通りの反応があり、ロイヤル・カレッジからはスタッフォード病院から何を学ぶべきかという質問が多数寄せられた。多くの人々――とくに病棟や救急部から離れた所にいる人たちは、真の問題は共感の欠如だと述べた。いまアマゾン書籍通販サイトには、表題に「共感」の語が入った本が千五百冊以上ある。政府から医療へ、教育へと共感はあらゆる社会的苦悩の解決策と思われているらしい。『共感本能（*The Empathy Instinct*）』（二〇一七年）の著者ピーター・バザルジェットなどの解説者はＮＨＳの医師と看護師に正式に共感の訓練を受けさせることを提案した。共感訓練はいま米国の医学教育に組み込まれているが、それは共感がＡＣＧＭＥ（American Council for Graduate Education in Medicine）〔医師卒後臨床研修プログラムを認証する非営利団体〕が求める認定技能の一つだからだ。だから共感は医学教育系大企業〔と新参の医産複合体〕で動きが活発で、雑誌はよく教授法に関する真面目な記事を特集する。雑誌『ＢＭＣ医学教育』で二〇一四年に発表した「システマティック・レビュー」には共感に関する千四百編以上の論文が載った。ある研究は「注射を受ける患者への共感を呼び起こそうとして、交替で学生に交互に食塩水を注射する」だった。他に「役割演技」と「反省文」を使ったものがあった。作成者はこういう気恥ずかしい努力を熱心に薦めているものの「研究の大半にはそれほど厳格な意図がない」ことを認めた。

ビッグサイエンスも強引に割り込んできた。共感は脳のｆＭＲＩ（functional magnetic resonance imaging　機能的磁気共鳴画像法）〔脳が機能しているときの活動部位の血流変化などを画像化する方法・装置〕を用いた神経科学の最新目標である。「機能的」ＭＲＩは脳の特定部位の酸素消費量の変化率を画像化する点で通常のＭＲＩと異なる。これは代謝の、したがって神経単位《ニューロン》の活動の測定と考えられる。機能的ＭＲＩは酸素消費量の差を反映した印象的な色の変化を画面に表示する。特定の活動中に脳の一分野が「明るくなれば」、活動がその部位で「起こっている」と考えられる。社会学者のスコット・ヴァレオは、利他主義、境界性人格障害、犯罪行為、決断、恐怖、直感、希望、衝撃度、判断、愛、意欲、神経症、ギャンブル依存症、人種偏見、自殺、信頼、暴力、知恵、そして熱意などのｆＭＲＩを用いた神経生物学的報告を列挙した。この神経科学分野は十九世紀の人々の想像力を刺激した「骨相学――性格と知的能力は頭蓋骨の形で決まるとされた」――の現代版と言われている。納得のいく科学的根拠はなく、偽の科学的信頼性で人種差別を助長したので最終的には消え去った。ｆＭＲＩに基づく新骨相学は、批判者からは「ニューロボロックス（neurobollocks）」〔神経ナンセンスといった意味〕と呼ばれている。それは経済学と犯罪学、神学、文芸批評、教育、社会学、政治学にまで浸透している。アメリカ人作家のマシュー・クロフォードは、ｆＭＲＩを「速効性の批判精神溶解剤」と評した。しかし、慎重な科学者はその限界を痛感している。神経科学者のデイビッド・ペッペルは「直線のような基本的なものを脳がどのように認識するかを我々はまだ理解していない」と述べた。ｆＭＲＩは悪名高い「死んだサケ」の研究例のように、ビッグサイエンスにおける再現性の危機にもなりかねない。カリフォルニア大学サンタバーバラ校の心理学者クレイグ・ベネットは、ｆＭＲＩ検査から見せかけの偽陽性の結果を引き起こす「不規則雑音《ランダムノイズ》」に関心を向けた。この「不規則雑音」を調べようと魚屋から（死んだ）サケを購入して一連のｆＭＲＩ検査を行った。スキャナーの中に置かれた「サケに特定の感情価《エモーショナル・ヴェイレンス》を有する社会的生活を送る人間が写る一連の写真を見せた」。スキャンされたサケの頭蓋腔内の集積にいくつかの活発な立体画像が所見された〔ｆＭＲＩが映し出した三次元画像は「ボクセル」という単位の中にある。個々のボクセルは脳細胞の小立方体を表す〕。

　ｆＭＲＩを用いるお定まりの神経細胞学と同様、共感に関する現代的瞑想のすべてにミラーニューロン〔他者のある動作を見たとき、自分もその動作をしているかのように反応する神経細胞〕の話が含まれ「神経科学で最も誇張された概念」とされている。ミラーニューロンは一九九〇年代にイタリアの神経科学者ジャコモ・リゾラッティによって初めて明らかになったもので、彼はマカックザルの研究中に、サルが楽しそうな人間の行動（ピーナッツを食べている）を見ると「快中枢」が活性化されることに気づいた。また、機動細胞（動きの調整に関わる）は他者（人間とサル）の同じ動きを見ると活性化されることも発見した。それ以来、これらの神経細胞について異様な説が主張され、とくにインド系米国人神経学者のV・S・ラマチャンドランは、これらの細胞が共感と言語、文明にも関わっていると考えた。イギリスの神経学者ジェームズ・キルナーとロジャー・レモンは、二〇一三年の『カレントバイオロジー』で、サルでの発見を人間にあてはめることはできないと冷静に論評した。これらの細胞がヒトにも存在するとは言い切れない。仮にあるとしても、機能は分からない。これらの疑問は、ミラーニューロンが私たちを人間味ある共感できる存在にすると主張する平易な新学説が登場する妨げにはならなかった。ニューロ何とかは研究室から消滅して、ジョナ・レーラーやマルコム・グラッドウェルなど多くの著者の大衆受けする本の危うい根拠になっている。二〇一二年にスティーブン・プールは『ニューステーツマン』でこの現象を「知的弊害」であるとし、話題の頭に「ニューロ」をどうつけても、偽科学の印象は拭えないと述べた。数々の近刊本には共感に関する息の詰まるような神経科学の話が出ている。以下はピーター・バザルジェットの『共感本能』からの一文である。

一九九四年、（サイモン）バロン＝コーエンは共感回路の他の領域を確認した――〈眼窩前頭皮質〉……そして二〇一三年、ドイツのマックス・プランク研究所のタニア・シンガー研究班はジグソーパズルの他の小片を見つけた。〈右縁上回〉はある状況についての私たちの気持ちを共感の対象から切り離すのを助けてくれる。

科学研究の仕組みに関するバザルジェットのおおざっぱな理解は、妨げになるどころか、この神経解剖学の知識の医療への応用はすぐにもできると結論づけた。「所定のｆＭＲＩを施すと精神病質者《サイコパス》は共感に欠けた特別な注意を要する人物と認識される。機能不全の脳の一部を修復するプログラムができるだろう」。バザルジェットは「治療の最前線ではスクリーニングについての議論がある。これには新しい感情知能（ＥＩ）と共感検査が必要になるだろう」。近い将来、医師志望者は眼窩前頭皮質と右縁上回のｆＭＲＩ検査をすることになるだろうと述べたようである。

ヘレン・リース博士はハーバード大学医学部の精神分析学者で、共感を教える専門家である。最初は共感訓練を中心に説得力に欠ける不完全な神経科学の足場を築いた（ｆＭＲＩとミラーニューロンの基準課題、その後、医学生と看護師、医師に共感訓練を施す営利企業の「エンパセティックス」を設立。「エンパセティックス」の語感は微かに「麻酔薬（anesthetics）」に似ていて医学の新分野との印象を与える）。彼女のコースを修了した医師たちは患者から「共感力がある」との評価が得られたという研究結果さえ発表した。これは広告を「研究」に見せかけた新傾向の好例だ。「エンパセティックス」はコロンビア大学のリタ・シャロン博士が主祭する「対話医療（Narrative Medicine）というアメリカ医療の別の動向と深く関わっている。対話医療も「エンパセティックス」も医療の支配的風潮が消費者中心主義の米国で根付き開花したのはまったく偶然ではない。医師は共感が外に現れる表現を装う訓練を受ける――視線を交わす、「正しい」言葉使いをする演技のようなもので、実際に、仕事のない俳優たちがしばしば訓練の「患者」役に就く。レスリー・ジャミソンの二〇一四年の『エンパシー・エグザムズ』には医学生の訓練で「標準模擬患者」を演じた経験が詳しく語られている。これらの「患者」は学生の対応を評価しなければならない。

チェックリストの三十一番は最重要事項とされている。「声を出して自分の状態、または、問題を共感する」。最初に「声を出す」ことが重要であると教わる。誰であれ、同情を示す態度や気づかう声音だけでは足りない。学生は相手に確実に思いやりが伝わる言葉を発する必要がある。

ジャミソンによれば、この真面目くさったジェスチャーを冷めた態度で取り組む学生もいるそうだ。「私はいつもきちんと主張しなさいと言います」。ジャミソンの書いたものは、どこまでも自己主張を押し通すが、弟がベル麻痺（顔面神経麻痺）を発症後、弱さが顔に出ないかと盛んに気にし始めた。「いつどんな時でも私の共感はこうだったか。ほんの一瞬でも仮想の自己憐憫が誰かに投影されていないか」と気になった。

メディカル・ヒューマニティーズ（医療人文学／医療人間学）の新課程でも、医師と医学生が共感を身に着けることを求めている。これは一九七〇年代に倫理学や医学史などの延長として目立たない程度に始まった。偉大な文学作品に着目し、そこから病気の経験や医師業について何か教えられるものがあるかもしれないという考えだった。だから、例えば、トルストイの小説『イワン・イリッチの死』は、シシリー・ソンダース女史が「全人的苦痛」と呼んだ、死の近い人たちが感じる極度の実存的苦痛のようなものだ。役立つと言う学生もいれば、役に立たないという学生もいる。初めのころ、メディカル・ヒューマニティーズのコースは文学や歴史、倫理にたまたま興味をもつ医師たちが教えていたが、徐々に人文科学者が教えるようになった。大きな理由はウェルカム・トラスト〔イギリスに本拠を置く医学研究支援団体〕のような団体から多額の寄付が寄せられたからである（医学は、機会を見つけた競争相手にかくも簡単に植民地化されてしまうものかの例である）。医学部は一九六〇年代から始まった人文科学の急激な変化に気づかなかった。医師と医学生は、客観的真実というものはなく、書かれた文書は――科学論文も入る――著者の文化的、経済的環境に影響を受けて「語られたもの」であるというポストモダン主義者の主張に面食らった。ポストモダン主義の高位の司祭――フーコーとデリダ――も積極的な反科学論者である。彼ら学者は主題にポストモダン主義者の世界観と不可解な専門用語を持ち込んだ。雑誌『メディカル・ヒューマニティーズ』の二〇一一年の記事に「西欧文化の表現としてのメディカル・ヒューマニティーズ」と題する典型的な一文がある。学問を主張する行為は、学際的研究であっても、自分を語ろうとする力がきっかけであり、想定される聴衆との関係で一貫した集中した自我を展開する」。この一節は不名誉な一九九六年のソーカル事件を思い出させる。高名な物理学者のアラン・ソーカルは、アメリカの雑誌『ソーシャルテクスト』に「境界侵犯——解釈を変える量子重力理論へ向けて」と題する論文を投稿した。ポストモダン主義の分かりにくさを意図的にパロディ化した論文だったが、受け入れられて掲載されたのである。メディカル・ヒューマニティーズにスペースを割く新しい雑誌はごく少数の、かなり専門的な学者層にしか読まれないし、読まれないことになっている。『BMJメディカル・ヒューマニティーズ』の最新号に目を通すと、assemblage〔集合〕、hybridity〔混合〕、concorporeality〔一体化〕、durative〔継続中の〕、anthropogony〔人類の起源（とその研究）〕、postconventional〔脱慣習的〕、embodied〔具現化された〕、そしてもちろん〈narrative〔対話（の）〕〉などの語があった。メディカル・ヒューマニティーズの専門用語は概念芸術《コンセプチュアルアート》の専門用語に酷似しており、文明批評家のジョナサン・ミードはこう嘲笑している。「訓練された嘘つきの虚偽専門家の言語である……未熟者を受け付けない排除の言語である」。

対話医療は善人志向や似非聖書用語、社会的公正義務がしっかり混ざり合っていて、それがメディカル・ヒューマニティーズの確固たる支配的正統性である。ロビン・ダウニーは「対話」の強迫観念に失望し、医師はつねに患者の言葉を聞こうとしていると指摘する——問診のことである。対話医療の応援団体は、医学界は機械論的であり患者は非人間的に不当に扱われていると思い込んでいる。医師で哲学者のレイモンド・タリスは『ヒポクラテスの誓い（*Hippocratic Oaths*）』（二〇〇四年）で「ヒューマニティーズに詳しく、正しい診断をする責任と行動からはほど遠い批評家たちは、どうしても話題間の論争や緊張を、全能の医師がその見解で無力な患者を圧倒するという解釈力の闘争と見てしまう」と述べた。学生の中には、象牙の塔に安住する学者が医師生活や死の近い患者をいかに扱うかを学生に教えられるのかとの素朴な疑問をもつ者もいる。イギリスの医学校の四校の学生仲間は「誤診中に手を握って」と題する一文を雑誌『クリニカルティーチャー』に投稿し、医学部の履歴書は医学知識を犠牲にして「ソフト」スキルを偏重するようになったと述べた。

強く求められるソフトスキルは「意思伝達《コミュニケーション》」である。多くの教育者――とくに患者に接したことがない者――は教えられると思い込んでいる。医療を実体験した者はそれほどの確信は持たない。リチャード・アッシャーは一九五五年に英国心理学会で講演し、特定の聴衆が絶対の信頼を寄せていたこの考えをぼろくそに貶した。

診察、とくに問診は私たちの仕事の最も重要なものです。ですが、教えられるものでしょうか。できません。経験から学ぶとか、優れた先輩医師の診察を見て学びますが、薬理学のようには教えられません。話し言葉と書き言葉のすべて、また、教科書の知識と講義のすべてをもってしても、診察すべき時や、話すべき時、話してはいけない時についての知識を医師に教えることは絶対にできません。無限ともいえる医師と患者の性格の違いでさまざまな対応があり、個人の極意なのです。

ジェーン・マクノートンは、数多く引用された二〇〇九年の『ランセット』への投稿で、共感は望ましいものでも教えられるものでもないと述べた。

他人が感じていることを自分も同じように感じられるというのは、危ういことかもしれないし、現実にはあり得ません。危険なのは、文学の世界では私たちは登場する患者が感じることを直接体験できますが、現実には患者の頭の中に直接入って行くことはできないからです……医師が「あなたがどう感じているか分かります」と患者に答えたら患者は憤慨するでしょうし、自己欺瞞でもあります。

共感は他の道徳的意見と衝突し、多数者より少数者のニーズへ向けて私たちを説得する。医療費予算がそうだ。共感と意識啓発は密接な関係があり、等しく偽りなのである。医療経済学者のアンソニー・マクドネルは『アイリッシュタイムズ』で、一人の患者を一年間治療するのに十万ユーロ（約千二百万円）かかる嚢胞性線維症の薬オルカンビ（Orkambi）を政府が資金援助したことを例に上げている。この病気の支援団体「嚢胞性繊維症アイルランド」は強力で、患者ははっきりと意見を述べ、情報通である。「健康に問題が生じたとき、資金は、どれほど惨めに見えるかに腐心する人たちより、最大多数の人々の最大幸福をもたらすように改めて調整すべきである」。

思いやりと共感はしばしばよく似た使われ方をするが、まったく違うものである。思いやりがなくても共感はできる。例えば、精神病質者と弱い者いじめは他人の感情を見抜くのに長けている。同様に、共感しなくても思いやりは持てるし、医師はしばしばそうだ。医師の仕事に共感は邪魔なのである。患者の苦痛が分かりすぎると、苦痛から解放するためにどうにかしようという気にならないのだろう。比較的自分に厳しい年長の患者は、それよりも力量、正直さ、尊敬などの価値を重んずる。ポール・ブルームは話題の自著『反共感論――社会はいかに判断を誤るか（*Against Empathy*）』（二〇一六年）のために、ある外科医と面談した。

外科医のクリスティーン・モントロスは共感の危うさに関し同意見だった。「悲しみにくれる母親が遺体安置室の息子の姿を堪え切れない悲痛な様子で語るのを聞きながら、それが自分の息子だと想像したら、私は無力で何もできないでしょう。患者の心理的な必要に対応すべき私の能力は自身の耐え難い悲しみで発揮できなくなります。同様に、自分が救急車で救急病院の外傷外科治療室に運び込まれ、直ちに手術しなければ命が助からないとき、当番の外科医に立ち止まって私の苦痛を共感してもらいたいとは思いません。

ジョエル・サリナス博士の自叙伝『ミラータッチ――あなたの痛みを感じることができる医師の記録（*Mirror Touch: Notes from a Doctor Who Can Feel Your Pain*）』（二〇一七年）は超共感者の告白と紹介されてい

るが、医師にとっての共感の危険を意想外に面白おかしく警告するものになっている。サリナスはボストンの若手（三十代半ば）神経科医であり、「多感覚症（polysynesthesia）」の症状があるそうだ。色素共感覚（Chromo-synaesthesia）――音を色彩として体感する人もいる――はよく知られている。だが、サリナスはミラータッチ共感覚などの多様な共感覚があり、そのため他人が経験する苦痛を感じる。ウェス・アンダーソン監督の映画『ザ・ロイヤル・テネンバウムズ（The Royal Tenenbaums）』の中で神経学者兼作家のローリー・セントクレア（オリバー・サックスの体験に基づき、ビル・マーレイが演じる）は、ダッドリー・ハインズベルゲンという思春期前の少年のことを研究する。少年は「鋭い感覚を持った記憶消失と失読症、色盲」が特徴の珍しい神経学症候群にかかっている。セントクレアはダッドリーを医学部と病院でみんなに披露し、「ダッドリーの世界」というベストセラーを出す。サリナスの自叙伝は、現代医療探求の回顧録に欠かせない要素はすべて備えている。「私は幼い頃から、自分は違うと思っていた。なぜ、どう違うのかは分からなかったが……母になぜ自分はみんなと違うのかと尋ねたのを覚えている」。彼はサンディエゴのV・S・ラマチャンドランの研究室（ミラーニューロンで有名）を訪ね、一連の心理テストをして「ミラータッチ共感覚」であると告げられる。サリナスは英国共感覚協会の会合に出席するためロンドンへ行き、ユニヴァーシティ・カレッジ・ロンドンの神経学者マイケル・バニシーの研究室を訪ねる機会を得て、さらに検査を受けて症状を確かめた。

多共感症の人間が医師を職業に選ぶのはどうかと思うが、彼はマイアミ大学医学部に入学する。

インドのグジャラートにしばらく滞在し、そこで初めて産科と向き合うが、うまくいかない。「会《え》陰《いん》切開術に立ち会い、外科鋏が妊婦の腹を切っていくのを見ていて、自分の骨盤隔膜が延びて切り刻まれるように感じた……私は冒瀆されたと感じた。全身の力が抜けた。だが、誰も、分娩を終えたばかりの女性でさえ、それに気づかず気にしていないようだった」〔会陰手術で分娩直後の女性は、不安そうな研修医よりも自分の気持ちほうが気になるはずだ〕。研修医としての第一週目に心停止治療に呼び出される。「彼の感覚が私の体内の感覚に反映された。彼の胸、そして私の胸が激しく圧迫された」。本にはこの種の体験が詰め込まれている。患者が腰椎穿刺《ようついせんし》〔髄液を採ること〕をしているとき、サリナスは自分の背中に注射針が射されるように感じる。外傷患者が開腹手術をするときはナイフが入ってくるように感じる。躁の患者を扱うと自分も躁になる。「まるでエスプレッソを何杯も飲んだように興奮した」。サリナスは死さえ共感できる。

患者が息を引き取ったときはいつも私も死んだような気がした。その感覚はなくならなかった。だから、私は何度も死んだ。患者が死ぬのを見ながら自分の体内で消滅直前の最期のときを認識した……ラザロ〔新約聖書中の人物で、イエスの力で死後甦る〕のように私はいつも戸口に立ち、少し離れた祭壇を見つめて新しい神神しい感覚を待っていた……

彼は「共感の研究にのめり込み」、「ミラーニューロン説は脳の働きについての一般的な理論」であると保証している。もしローリー・セントクレアが『ジョエル（・サリナス）の世界』を書いていたら、サリナスの症候群を、独我論やペテン、執拗な自己宣伝を特徴とする稀な神経学的状態として描いたかもしれない。当世流行の時代精神感覚のサリナスは一九五〇年代、六〇年代のイギリス医学を牛耳っていた伝説的な弱い者いじめと同じくらいそれなりに不快な人物である。私がこの職業に就いたとき、医学はそういう弱い者いじめを受け入れていた。現在は、医学は衰退する共感覚者《エンパス》に居場所を与えている。

スタッフォード病院事件が起こってから十年間、NHSは思いやりが足りないと非難されてきた。だが、同病院事件はちっとも新しくも例外的な事件でもなかった。一九六七年にウェールズのイーリ病院で患者の非人間的で冷酷な扱いがあり、一九六九年にジェフリー・ハウ調査報告が公表された。イーリからスタッフォードまでにいくつものNHS病院の不十分な医療体制に公的調査が入った。医師と看護師の中には必ず少数の怠慢で不親切な者がいる。採用時に少数者は見分けられ排除されると考えるのは勘違いである。イーリからスタッフォードまでに変わったのは、図らずも、予想に反して思いやりが蔑ろにされたことだった。目標文化《ターゲットカルチャー》は数々の意図しない悪しき結果を生み、臨床の優先順位を歪め、職員は思いやりをもって看病に当たらなくなった。患者より数字が重要になった。経験豊富な病棟看護師たちは病棟の仕事に耐えられず、専門看護師や主任などの負担の少ない地位を求めて去って行く。病棟に居続けても――仕事上も、収入面でも――何もよいことはない。これで指導力が最も必要とされる場所に空白状態がつくり出された。

オックスフォード大学医学部の欽定講座担当教授のサー・デイビッド・ウェザーオールは、一九九四年に『ブリティッシュ・メディカル・ジャーナル』に「医療の非人間性」という一文を投稿し、仕事上も制度上も思いやりが蔑ろにされている現状を取り上げた。「医師が医療を仕事と決めてから退職するまで、多くの者が重苦しい状況に置かれ、また、医師への要求は過大で、使命――すなわち、患者の福祉――が忘れられるほどだ」。どうすればいいのだろう。「レッグの原則」がヒントになるかもしれない。サー・トマス・レッグ（一八六三～一九三二年）は、イギリス初の工場の医療検査官だった。彼は職業上の鉛中毒の防止に四原則を導入したことで知られ、死後出版された『産業病（*Industrial Maladies*）』にそれが書かれている。最初の二原則はこうだ。（一）「雇用主がすべてやらない限り、または、すべてをやるまでは――すべてとは、非常に多くのこと――労働者は、もちろん自分の仕事を全うしようとして、ほとんど何もできないに等しい。また（二）あなたが労働者と無縁なことに影響を及ぼせられるなら、成功するだろう。及ぼせない、あるいは、及ぼさなければ、成功しないだろう」。換言すれば、制度や組織の変更は、個人の振る舞いを変えるよりも、はるかに成功の確率が高いということだ。思いやりは、教育の場を通じ、あるいは医師や看護師の規則の厳格化を進めても再生できない。むしろ、問題を悪化させるだけである。レッグの言葉を借りれば、平均的な医師や看護師は「自分の仕事を全うしたいだけのだ」。私たちは、むしろ、思いやりある医療看護の障害として作用する、逆効果をもたらす制度上、組織上の原因をなくすべきである。

共感は容易であり、無用であり、共感者が自己満足、徳行を見せつけたいだけである。医療には、共感ではなく、思いやりが必要である。思いやりは容易ではない。単なる優しさ以上のものだからだ。思いやりには勇気と力量、真心も必要である。思いやりとは、苦痛と悲しみを知るだけではなく、それを和らげることを〈する〉ことである。「エンパセティックス」とコロンビア大学の対話医療は、学生に適当な顧客対応術や「医療看護」の見せかけの仮面は教えられるかもしれないが、病院内に思いやりを取り戻すには現代医療文化の更なる根本的変化が必要である。

第十四章　進歩という蜃気楼

進歩は――思いやりではなく――医産複合体の核心となる信念である。哲学者ジョン・グレイは「二十一世紀初めに進歩に疑念を抱くことは、ヴィクトリア朝時代に神の存在を疑うことに近い」と述べた。進歩を信じると、科学の力で生活を変えることになる。過去百年間に寿命は劇的に伸び、免疫法は、かつては何百万もの人間が死んだ疾病を一掃し、撲滅した。科学の恩恵はあまりに自明なことであり、そのことや、進歩の概念を疑うのは愚者か狂人の類だろう。しかし、科学は人間に間違いなく恩恵を与えたが、原子爆弾やナパーム弾も与えた。テクノロジーが地球を人の住めない場所にすることは大いにあり得る。そうなれば進歩は終わる。ジョン・グレイは、科学の進歩や恩恵に疑義を呈したことはないが、科学知識は代々増大するけれども倫理や政治の進歩はあっけなく失われると言い続けている。「世代とともに学び直されなければならない」。

医学の新しい「前進」のすべては、もう瓶に戻せないジーニー〔ランプに閉じ込められ、呼び出した者の願いを叶える精霊〉である。ビッグサイエンスが急に思慮深く学問的なリトルサイエンスにはなることはない。製薬会社が中世末期の社会的良心を持つことはないだろう。医学の誤情報の混乱は、いまや悪臭を放つ排水されない沼である。かつての貧困国が発展して豊かになると西欧を真似てあらゆる商品を欲しがり、医療ではとくにそれが甚だしい。例えば、富裕なインディアンへの終末医療はアメリカに最悪の過剰医療をもたらしている。現在、医療の「進歩」は、自立喪失と慢性病を経験できるほど長生きを助長する不審で法外に高価な贈物を与えてくれる。私たちは長生きして脆弱な高齢者になるより、優れた気高い野心を持たなければならないはずだ。私たちは単なる〈ホモ・エコノミクス〉（経済人）や〈ホモ・インフィルムス〉（病人）という診断の束ではない。医療は教育から、人並みの手ごろな住宅供給から、芸術から、そして、優良な公共交通から盗みをする苛めっ子なのだ。天井知らずの医療費は私たちに慰めや喜びを与えていない。

医療改革が必要だが、どうすればいいのだろうか。改革されない医療の既得権益にしがみつき続ける者が多すぎて社会の総意では改革は起こりそうもない。無理にでも改革しなければならない。何が強制力になるか。最もありそうなことは、経済が崩壊し、地球温暖化とグローバル化による資源の涸渇を背景に、治療不可能な新型感染病が世界的に流行することだ。そういうシナリオでは、医療は感染病治療に全力を傾け、予防接種や外傷治療、産科のような基礎治療に縮小せざるを得なくなる。このシナリオは予想どおりにはならない。王室天文官のマーティン・リースは二〇〇三年の著書『最後の世紀（*Our Final Century*）』で「現代文明が……今世紀末まで生き長らえる見込みは五分五分だが……それでも全世界の国々は現在の技術水準のままで、低リスクの持続可能な政策を採用するしかない」と予言した。持続可能性と環境問題を研究する「ストックホルム（生態系）回復センター（Stockholm Resilience Centre）」は、文明の繁栄のために維持すべき九つの境界線を定義した。このうち五つはすでに越えてしまった。それは、絶滅率と気候変動、リン・窒素循環、土地利用変化、海洋酸性化である。新生感染病学者のトム・コッホは十年もたたずに新しい感染病が大流行すると考えている。治療が不可能で、世界の人口の六割が感染し、三〇から三五パーセントが命を落とすという。

微生物学者は、近年、抗生物質に対する耐性が着実に強まっていると警告している。かつての不安が今は危機になっている。この問題はペニシリンを発見したサー・アレクサンダー・フレミングの一九四五年の予言に遡る。「人々は（薬を）求め、濫用の時代が始まるだろう」。新しい抗生物質の開発は頓挫した。医薬品産業にとって十分な利益が見込めないからだ。医薬品業界の関心は、処方期間が一週間程度の抗生物質ではなく、何十年も使われる大ヒット商品（スタチンのような）にある。ロンドンの医療経済研究所（The Office of Health Economics）は、新しい抗生物質の正味現金価値は約五千万ドル（約五十四億円）にすぎないが、慢性神経筋疾患の治療薬は十億ドルになると見積もった。抗生物質は抗癌剤の新薬に比べて安すぎて医薬品大手には面倒なだけだ。一方、現有する抗生物質の過剰使用でほとんどは効き目がなくなるかもしれず、そうなると、通常の手術も、敗血症の治療もできなくなる。抗生物質の過剰投与に大きく貢献した敗血症意識啓発運動は、皮肉にも敗血症が治療できない未来を生み出すかもしれない。

医療の黄金期の業績は目を見張るほどで、人類史上一度限りの——科学と好機が合致した珍しい出来事である。以後、データ産出量は急増している。庭はレンガで囲まれたが、建物は完成には程遠く、むしろ、崩れかかっている。毎年医学研究に使われてきた二千五百億ドルは大半が無駄になり、庭は建築に使われないレンガの山である。その間、これまでどおり、人々は年を取り、病気になって死ぬ。進歩が二十世紀半ばの速さで続いたとしても、何百万人もの百歳以上のお年寄りを減り続ける若者が支えることで、思い通りにはいかないだろう。癌との戦いに勝利し、認知症を治せるようになったらどうなるか。そのとき私たちは何で死ぬのだろう。「老衰」は死亡診断書の「死因」として認められるだろうか。現代のおとぎ話の「罹患率圧縮」がついに実現するのだろうか。これは一九八〇年にスタンフォード大学医学部のジェームズ・フライズ教授の発想であり、着実に寿命が延びていくと高齢者は長く健康を維持し、あっという間に病気で死ぬというものだ。アメリカのベビーブーム世代は、百歳のマラソンランナーに刺激され、このおとぎ話にのめり込み、あやかりたいと必死である。残念ながらそうはいかない。二〇一〇年の米国の死亡率と障害の推移から、南カリフォルニア大学デービス校の老人病学者のアイリーン・クリミンズとヒラム・ベルトラン＝サンチェスはこう結論した。「罹患率圧縮は魅力的な考えだ。誰しも生きている間は健康で、苦痛や病気、衰えなしに死にたいと願っている。しかし、罹患率圧縮は不死と同じく幻想だろう。私たちが病気や機能の衰え、障害なしに死ぬ世界へ向かっているようには見えない」。

ルネ・デュボス（一九〇一～八二年）はフランス系米国人の微生物学者であり、環境学者で作家でもあるが、ジェームズ・フライズが罹患率圧縮を思いつくより二十年以上も前に『健康という蜃気楼（*Mirage of Health*）』を書き、このおとぎ話が太古の昔からあることを述べた。

ヘシオドスは『仕事と日々』に、人間が「陽気に楽しみ、苦痛や病に悩まされず」に「眠るように死んだ」黄金時代について書いた。最古の中国語の周知の医学書も幸福な過去の健康について言及している。紀元前四世紀の黄帝は『黄帝内経』で「古代では人々は百年生きたが、活発に動き、老いぼれなかった」と述べている。

進歩という新宗教に関係の深い啓蒙家のコンドルセ侯爵（一七四三～九四年）は「人間が病と老齢から解き放たれ、死が限りなく遠退く」未来を予言した。十八世紀末にはこのテーマでC・W・フーフェランドの『医学全書（*The Art of Prolonging Life*）』やヨハン・ペーター・フランクの『医療政策の完全体系（*A Complete System of Medical Policy*）』などが書かれた。啓蒙運動は宗教の迷信を打破し、人体は機械であり、機械的で決定論的法則に支配されているという新しい信仰――加えて、新しい形の隷属――を生んだ。『健康という蜃気楼』は医学の黄金期に出版された。デュボスは確かに黄金期の偉大な業績の一つ――抗生物質の開発――に大きく貢献した。デュボスは巻頭から自分も関わった大研究課題に疑問を投げかけた。

病気や苦痛からの完全な解放は生命現象とは両立しない……生命現象とは個体と環境の絶え間ない相互作用であり、しばしば怪我や病気になる戦いの形をとる……完全かつ永久的な病からの解放は人間の幸福のためにあるエデンの園を想像して思い出す夢にすぎない……人心が力を行使して知恵と寛容を実行するより科学的精神が自然の力を解き放すほうがたやすい……病気という問題の解決は、健康と幸福を生み出すことと同じではない。

デュボスは――彼だけではなくトマス・マキューンもそうだが――国民の健康と長命の大幅増進が実現したのは医学研究の黄金期のはるか前で、衛生と栄養の改善によるものだったと述べた。医学がこれらの成果を誇る様を上手に譬えた。「引き潮のときは、バケツで水を汲んで海を空っぽにできると錯覚しやすい」と。

人類はつねに理想郷《ユートピア》に憧れてきたが、唯一私たちの時代にこの憧れは医療問題とみなされている。世界保健機関（WHO）は戦後まもない一九四六年に設立され、WHO憲章は、健康を「病気ではないとか、弱っていないということだけではなく、肉体的にも、精神的にも、そして社会的にもすべてが満たされた状態にある」と定めている。ペトル・スクラバネクは、普通の人間ならオーガズムやクスリでハイになったときにこういう感覚になると冗談を言った。一九七五年、WHO事務局長のハーフダン・マーラー博士（デンマーク人）は「二〇〇〇年までにすべての人間を健康に」と題するスピーチを行った。この滑稽なスローガンは一九七〇年代と八〇年代のミッション・ステートメント（使命記述書）として採択されたが、マーラー事務局長の理想郷なしに二千年紀は過ぎ去った。マーラーひとりではなかった。一九八七年、高名なアイルランド人心臓病医のリスタード・マルケィヒーは『アイリッシュタイムズ』に「二〇〇〇年までに冠動脈疾患や卒中、呼吸器疾患、さまざまな癌などの致命的病気は一掃されるだろう」と語った。富裕国の多くの人々は、WHOの健康についての規定を信じ始め、人生で避けられない苦難、たとえば、一時的に「完全に肉体的、精神的、社会的にすべて満たされた」状態でないと思ったとき、WHOがすべての人間の生得権を定めた至福の状態が取り戻せるように医者の診断を求める。この困難に耐えられないのは、抗鬱薬と不安緩解剤の処方が急増したせいもある。一般医が憂鬱の診断に用いる現在の基準は非常にお粗末で、不眠症などの症状を伴う塞ぎが二週間続くだけで重いうつ状態と診断される。国民の半数は人生で一度くらいはそんな経験をするだろう。他方で、長く深刻なうつ状態にある人々は――かつてはうつ病と呼ばれてきた――精神科にかかろうとする。注意欠陥多動性障害（ADHD）や自閉症、双極性障害は罹患率の上昇では理由が説明できない。宗教も哲学も人生は幸福であるべきと主張しないが、WHOは主張する。

　古代ギリシャにはアエスクラピウスとヒュギエイアという対立する二つの異なる医療の流儀があった。アエスクラピウス派のことを、一般医の故イアン・テイトは「どうか何かしてくれ」派と言ったが、この派が医療を支配してきた。この派は病気の原因に着目し、他方、ヒュギエイア派は、健康は自分自身と環境との調和であることを強調した。ヒュギエイア派は正しい生活を送り自らの健康に責任をもつよう勧めたが、アエスクラピウス派は医者に頼った。「アエスクラピウスは、ルターの表現では、神の身体を応急手当する人であるのに対し、ギリシャの大理石像に見られるヒュギエイアの静謐な美は、人間はいつか自身の内と外の世界との調和が遂げられるとの崇高な願いを象徴している」とデュポスは述べた。アエスクラピウス派の考えからすべての病気に「特効薬」があると考えるようになった。ルネ・デュボスはアエスクラピウス派の処方を「特定病因説」と呼んだ。「病気とその原因――微生物や生物化学的病変、精神的ストレス――による結果を等しいと見ることで、特定病因説は、健康はバランスであるという考えを否定し、従来の治療法を時代遅れとした」。特定病因説はかなりあてにならない科学的根拠に基づいている。例えば、結核は結核菌が「原因であると考えられているが、何百万人もの保菌者は実際に結核にはならない。貧困と栄養不良とがないと発病しない」。〈ピロリ菌〉は同じく十二指腸潰瘍の「原因となる」が、ピロリ菌感染者の大多数は十二指腸潰瘍を発症しない。十二指腸潰瘍は〈ピロリ菌〉が「原因」と特定されるかなり前から急激に減少していた。アエスクラピウス派の考えは、ビッグサイエンスと新遺伝学、高精度医療が予言どおりの前進を果たせない失敗の原因でもあろう。リチャード・スミスは「明らかな限界があるにもかかわらず、特効薬の処方は遺伝学と個別化医療の時代に健在のようだ。製薬会社は特効薬の商人でありこの幻想を長続きさせたがっている。薬が病気を治すと考えている大衆にとって非常に魅力的でもある」。人間、そして人間の病気は私たちが考えるよりはるかに複雑であり、偉大な分子生物学者のロバート・ワインバーグも謙虚にそれを認めている。私たちは達成すべき医学的進歩のほとんどをすでに終えてしまっているかもしれず、分野——抗生物質の耐性——によっては後退している。現在ある全科学的知識——既知の——を一律に、平等に、合理的に応用するだけで医療と健康は一変するだろう。

人々はつねに奇跡の期待に魅せられてきた。神への信仰が衰えたいま、私たちは科学に目を向ける。ルネ・デュボスもイヴァン・イリイチも、西欧では医学が宗教の役割を受け継いだと言った。私たちは今や医療と国家が一体になって健康に目を向けることを期待している。この契約は犠牲を払って実現したとデュボスは述べた。

それにしても、目標が楽しく前向きな生活に役立つように行動する積極的特性よりは、無病に似た世界的な高齢状態を目指すことがあまりにも多い。この種の健康は、意外性のまったくない人生の不利な条件である退屈さを排除しないだろうし、別のかたちの病気を生みさえするかもしれない。

医学は、今や、人間を機械と見る虚弱な哲学のなすがままであり、物質的充足と超高齢までの生存だけに関心がある。この哲学はアリや牛には当てはまっても人間には当てはまらないとルネ・デュボスはいう。私たちは格闘し、危険を受け入れるようにできている。単なる充足以上のものに価値がある。「人間が渇望する満足や、生命に深い傷を負わせる苦痛には、肉体や合理的能力にはなく、科学法則で完全には説明できない決定的要因がある」。進歩と科学がそれを与えるという信念は、健康と幸福を最大限にする社会が期待できるという幻想を残した。この信仰は、バートランド・ラッセルとは思えない表現だが、宇宙的不信仰の一形態である。私たちは環境破壊を自覚し、重い代償を支払うことになると思っている。人生や芸術、宗教、霊性、愛は、老いて死ぬという永遠の真理の上に成り立っているのを知りながら、今やこれらの真理と闘うべきとの考えに賛同する。それは、私たちは勝っていないし、勝てない、勝つべきでない闘いである。イヴァン・イリイチはギリシャ神話のプロメテウスとエピメテウス兄弟を例に出した。プロメテウスは神々から火を盗み、その不遜ゆえに来る日も来る日も肝臓をワシについばまれる永遠の罰を（それに、肝臓の素晴らしい再生力を肝臓医が説明する際に例証として毎回使用されるという侮辱も）受けた。エピメテウスはパンドラに災いの箱を開けさせたが、希望は残った。イリイチはプロメテウスの期待の精神ではなく、導き手が希望である「エピメテウス人間の再生」を求めた。エピメテウス人間は、自然と創造主に対して慎ましい被造物の立場に立つ。プロメテウス人間はその団体と規則、予言とともに自らの運命を支配して自然を征服したいと考える。

医学はもう何のためにあるのか分からない。すべての病気を排除することが医学研究の究極の目的なのか。もし、そうならば、不死をも目指さなければならない。それが可能だとしても（それは不可能）それを望むだろうか。現在の臨床医学の目的は、増加する疾病に対し、検査で成人人口を常時監視下に置くことなのか。長寿は他のあらゆる問題に優先するのか。医療、とくに医学研究は、癌治療や巨費をかけたわりに効果が微小な「高精度医療」の社会的意味を度外視した経済的、道徳的空白の中で機能している。私たちはグローバリゼーションの利点は歓迎するが、義務は嫌う。豊かな西欧にいる私たちは、貧困国の人々が安価な費用で救え、予防できる病気で死んでいるときに、微々たる利益のために巨費を投じ続けることはできない。貧困国の人々は十分な鎮痛薬や緩和ケアもなく死んでいる。緩和ケアと鎮痛剤の利用困難の緩和に関するランセット委員会（二〇一七年）は「六千百万人が健康上の被害を受けており、その八割は中・低所得層である。毎年の死者の四五パーセントは苦しみながら死んでおり、そのうち二百五十万人は小児である」と述べた。『ランセット』の編集者リチャード・ホートンは、優れた論説（イヴァン・イリイチ作品で通るかもしれない）を書き、その中で、この「苦痛の海」で非難されるべきは医産複合体であると述べた。

医学は苦痛の緩和を他人の問題として眺めている。緩和ケアは失敗――医療が救えなかったという失敗――としばしば見られる。現代医療の奢りは失敗を直視できないことだ。とくに保命生存にひたむきな学問としての生物医学を神聖視したことで、反人間主義者と健康の疑似神政科学が生まれた。

中には、リチャード・スミスのように不公平が拡大するだけの新しい高額医療は開発せずに、医師の診断が受けられない人たちへの治療に専念すべきだと主張する人たちもいる。ジュリアン・チューダー・ハート（一九二七〜二〇一八年）は健康の不公平に反対した一般医で、一九七一年に「逆健康法」という新語をつくった。「良い医療が受けられる機会は、医療を受ける側の必要に反比例する傾向がある」と述べた。例えば、北米の医療費負担は二パーセントだが、医療従事者は二五パーセントいるのに対し、アフリカでは医療負担は二五パーセントで、医療従事者は労働力の二パーセントである。二十一世紀において健康を決定するのは収入と生活環境であって、医療ではない。

塹壕戦は最終的に徹底的な消耗である文明の破壊によって終結した。ロナルド・ライトは『暴走する文明（*A Short History of Progress*）』で歴史上のさまざまな文明（シュメール、ローマ、マヤ）の崩壊の様を描き、主な理由は自分たちを支える環境を破壊したからだと述べた。ポリネシア人は八世紀頃イースター島に定住した。彼らの主宗教は祖先崇拝であり、一族は各々の先祖を祀るために石像を立てた。石像の建築には大量の木材と縄、労働力が必要であり、像は大型化していった。島にある樹木はどんどん切り倒され、新木の生育が間に合わず、少ない資源をめぐって戦争になり人口が減ってしまった。「人々は一種の進歩にとりつかれ、熱中した。これを「観念的病変《イデオロジカル・パソロジー》」と呼んだ人類学者がいる。十八世紀にヨーロッパ人がこの島にやって来たときには、最悪の事態は過ぎていた。そこには石像一体につき一人か二人の人間がいて、クック船長の言葉を借りれば「小柄で痩せていて、臆病で、惨めな」哀れな生き残りだった。イースター島の偶像崇拝は観念的病変の一例だった。すべての疾病を退治するか、予防しようとする医療のアエスクラピウス派／デカルト派の追求も同様に自己破壊熱である。思ったよりずっと早く無意味になるかも知れない。人口過剰ですべてが境界を越えて密接につながる私たちの世界は、新しい感染病にとって格好の潜伏環境であり、これに現在の抗菌薬は無力かもしれない。人類学者で歴史学者のジョゼフ・テンターは、あの「崩壊が再び起きたときは世界規模になるだろう……世界文明は全体として崩壊するだろう」と警告した。

偉大な医療統計学者メジャー・グリーンウッドは、一九二九年から一九四五年までロンドン大学衛生・熱帯医学大学院の疫学教授を務め、オースティン・ブラッドフォード・ヒルの指導者だった。彼は一九三一年の王立芸術協会での講演で、学校の気風について語った。「学校の大きな志は、人種と教育、実践的野心の違いはあるが、どこであれ人間の生活がもっと耐えられる状態にしたいと願う男女の精神的故郷になるべきである」。グリーンウッドの慎ましい願いはとても感動的である。「すべての病を救う」とか「癌を撲滅する」と約束しなかった。現代医学は「どこであれ人間生活をもっと耐えられる状態にすること」を使命として受け入れるべきである。それが医学の使命である。

おわりに

医学は黄金期に大きな威信を獲得し、人間の生死は医療問題になった。医産複合体は世界を支配したのに巨額の支出のわりに私たちに微々たる慰めしか与えていない。医産複合体の関心は自らの生き残りと支配継続であり、その精神は今や黄金期の科学の理想を裏切るものだ。臨床医療もまた変性疾患や老齢、全国民を患者にすることに——検査と意識啓発、病気の売り込み行為、予防処方によって——大きな関心を向ける巨大産業になっている。

患者はますます医療に不満を感じている。医療に期待しすぎるためと、黄金期以前は病気がどんなだったかを覚えている人たちが私の母の世代しかいないためである。医師も不満なのだ。医師は、権限を制約されながら益々多くの責任と要求をすぐ突き付けられていると心中思っている。病院は高齢者の情報交換所になっている。人間の行動と感情の正常な変化が今や製薬会社の介入目的になっている。人生で避けられない存在の問題の解決が医師に求められる。私たち医師に何ができるのか。医学は疑似宗教になってしまった。患者には背教と禁欲をお薦めしたい。健康は使い切って長生きしないほうがいいとジョージ・バーナード・ショウは読者へ助言した。私たちも患者に対して、ジョームズ・マコーミックが修正快楽説と呼んだ人生を送るよう勧めるかもしれない。「そうすれば、避けられる危険に囲まれた旅路として人生を演じるよりも、むしろ一度限りの人生を精一杯楽しめるだろうからだ」。私たちは知識偏重で、患者に約束しすぎると自覚するかもしれない。私たちは死との戦いには勝てないことも認めて、私たちのエネルギーを既知の、すでに手にしているものを平等に共有することに焦点を合わせ、癒しと苦痛の解放を重視する新しい医療に向け直せるかもしれない。

現在の医療の優先順位は――大聖堂のような教育研究病院と生物医学研究が頂点に君臨し、底辺に地域保健医療とホスピスがある――逆転させなければならないだろうが、そうはなるまい。強い社会的な力が現秩序を維持させるだろう。その力とはすべての人命の商品化や、思い上がった巨大なグローバル企業の力、政治と医師業両者の衰退、法令順守と規則の硬直化、盲目的な安全崇拝、ネットの自己陶酔、ソーシャルメディアなどだが、何よりも、現代人の矮小化した精神が私たちをつねに監視と維持管理が必要なデジタル機器に変えてしまった。医産複合体は巨大で、組織化され、陰謀として感知できるものではない。それを生み出した人たち同様に誤りやすく、やっかいで、無分別である。しかし、医産複合体は非常に強力になったので、医療は今や善よりも害悪を及ぼすイリイチの転換点を越えてしまっている。医療における新しい開発や治療、状況《パラダイム》のいずれについても二つの簡単な問いかけがある。第一に、誰が得するか。第二に、人生をよりよくするか。この二つをゲノム科学や、デジタル化、意識啓発キャンペーンに問いかけてみれば答えは明らかだ。

生来私は（修道院の）回廊がふさわしい人間だが、運命は私の居場所を闘技場の埃の中にした。「学者人生はなんと素晴らしいか！」と十七世紀のあるアイルランドの詩人は書いた。私はときどき知的生活とはどういうものかと考えをめぐらせるが、むだである。私は代わりに苦痛と病と死の世界に生きただけではなく、親密さとユーモアと生命の世界にも生きた。私はもうすぐ耐えがたいほどの重圧から解放されるのを待ち望んでいる。後輩たちは、私が彼らの年代だった頃のように新しい流行と虚偽に魅せられているが、彼らにそれを指摘するのは彼らには不愉快であり、失礼でもあろう。私は、自分の周囲で何が起きているかを理解するまで、そして、医療――すなわち、臨床医療――は懐疑主義者には向かない職業であることを知るまでに三十年かかった。それにもかかわらず、理にかなった懐疑主義は医療を行う際には思いやりと同じくらい必要である。医師はヒューム主義的でも人道的でもなければならない。この仕事も終わりに近づいたいま、それは簡単なことではないが、それほど難しいことでもないと思う。私はもう訴訟やプロトコルを気にせず、患者には友人や親戚のように話しかける。医師はそうすべきだと思う。患者にとっても本心を打ち明ける機会になるので率直に息抜きと思っているらしいことが意外で、嬉しかった。私も私の患者も医産複合体の奴隷にされてきたが、反旗を翻すときだ。社会は老齢と死に対する新たな適応が必要である。医師は優れた専門性と臨床判断はまだ――これから先も常に――医師が行うことの中核であり続けると明言する必要がある。プロトコルと布告、制裁の恐怖に脅えるのをやめ、ただ人命をもっと耐えられる状態にするよう努める必要がある。科学にも実践にも正統派が現れては消えるが、医師業の中心はつねに変わらない。救えないかもしれないが、癒すことはできるのだ。

私の中の若い自分は近ごろの変節を許すと思う。また、イヴァン・イリイチと彼の弟子ジョン・ブラッドショー、へそ曲がりのチェコ人ペトル・スクラバネクの亡霊を慰め、逡巡しているリチャード・アッシャーの悩みを和らげると思いたい。

謝辞

編集者ニール・ベンソンより毎回励ましと貴重な助言をいただいた。ヘッドオブゼウス社のローレンス・ヘア、そして代理人のジョナサン・ウィリアムズにも感謝する。本書のいくつかのテーマについては以前『ダブリン文芸批評』と『エディンバラ王立医科大学ジャーナル』に寄稿しており、『ダブリン文芸批評』のモーリス・アールズとエンダ・オドハーティー、そして『エディンバラ王立医科大学ジャーナル』のロナ・グローブとアラン・ベベリッジ、マーティン・ブレイスウェルに感謝する。ジョナサン・ウィルソンは私にマクナマラの誤謬について紹介してくれて、また、ユージン・カシディとは現代精神医学について貴重な対話をしたことを、それぞれに感謝する。リチャード・スミスのブログとツイート、メール、会話にはいつも奮起させられた。私の同僚のオーラ・クロスビー、サイド・アクバル・ズルカルナイン、そしてクリフォード・キアットには多大なご支援を賜った。いつもどおり、カレンとジェームズ、ヘレナに感謝する。

訳者あとがき

著者は五年前に『現代の死に方（*The Way We Die Now*）』を発表し、過度の終末期医療を重点に現代医療の歪みと弊害を指摘し、人間らしい医療を目指すべく訴えた。個人主義と消費者中心主義が数十年間私たちの文化を席巻し、他者を尊重する心が失われるとともに、現代の物質主義と世俗主義は精神の矮小化をもたらした。また、今日、生死が医療問題化されたことで、医師は医療を越えた問題の解決を期待されているとオウマハニー医師は言う。患者が自分の実存的、精神的問題の解決を医療に期待することをやめれば、身体は機械であるとの考えをやめ、支配と不死の幻想を断念すれば、医療と私たちの文化はもっと健康的で満足のゆくものになると説いた。『ガーディアン』はこの本を挑発的だが人間味あふれる本と評し、また、二〇一七年BMA出版賞（英国医師会出版賞）を受賞した。本書はオウマハニー医師の第二作であり、より具体的に前作の主張を掘り下げている。退職が近いという著者は医師生活を振り返り、後輩へのメッセージとしてこれまで封印してきた主張で一石を投じたと思われるが、著者の慧眼は相変わらず冴えている。

読者の中には本書を不快に思う方も少なくないのではないか。まず、欧米の医学界と日本の医学界はちがうという意見があるのではないか。医療従事者の中にも、移植医療や癌などの難病を抱えて医学の進歩を待ち望んでおられる患者の中にも、また、科学の未来を確信する方々の中にも反感を覚える人があるかもしれない。著者は、現在の医学研究体制の欠陥、医産複合体、数値重視の医療、再現性の問題（我が国でもスタップ細胞の研究で注目された）、偽病とビッグサイエンスの利潤追求、耐性菌の拡大などさまざまな角度から似非科学を非難しているが、真の科学は肯定している。また、前作と同様に、人間は自然の一部として生きている〈生物〉であるという事実を忘れてあるべき姿を見失っており、やがてテクノロジーが地球を人の住めない場所にするかもしれないという強い危機感を表明している。〈進歩〉を装った私利・私欲の追求に巨費が投じられていることは大きな無駄であり、それを他の社会資本の充実に利用すれば公共の福祉に叶うと主張する。そして、医学は科学そのものではなく仁術であり、人間性を取り戻すことで歪みを正すべきであると訴える。医療も科学も人間活動であるから、そこには錯誤や誤謬が生じることもあり、それを正すのは人間の英知であろう。だが、果たして可能だろうか。人間不信も手伝っているかもしれないが、著者は否定的なようだ。

歴史学者のユヴァル・ハラリ氏はアルゴリズムが人間を支配する脅威を警告しているが、オウマハニー医師もそれを指摘している。医療の数値化とデータ支配によって個々の患者の症状や個性、人間性が無視され、医師業そのものが劣化を招いている技術革新の恐ろしさを放置できないと考える。かつて科学は個人の自由と人間性を解放するという偉大な役目を果たし、今日の発展と多数の人間の幸福が実現されたが、ここに至って増長する人間の欲望と傲慢、放縦は科学の名を纏って医療はじめ、地球環境、核開発、経済活動など人間の諸活動に大きな影を落としているように見える。だが、探求心はとめられない。だから〈進歩〉は続くだろうが、私欲を素地に反省と慎みなく突き進めば、イースター島のモアイ像の譬えのように人類は衰退の道を辿ることになるのではないか。

オウマハニー医師はカトリックの信仰篤い人物である。医師になるより（修道院の）回廊がふさわしい人間で、運命により医師になったと述懐しているが、信仰の深い人間の率直さと強固な精神力は彼の力強い発言力の源泉となっている。

本書は、二年前に出版される予定だったが、新型コロナウイルスの流行で作業が中断となり、二年近く遅れてしまった。今般、国書刊行会のご尽力で刊行の運びとなり幸いである。本書の中で、オウマハニー医師は、医療改革のきっかけになりそうなこととして、経済が崩壊し、地球温暖化とグローバル化による資源の涸渇を背景に、治療不可能な新型感染病が世界に流行することだと述べているが、このパンデミックにどういう気持ちで対応しているか気になるところだ。コロナ禍前と後では世相が変わった感があり、医療を含めて思いがけない変化や動きが起こるかもしれない。最終章で生物学者兼作家のルネ・デュボスが述べた「生命現象とは個体と環境の絶え間ない相互作用であり、しばしば怪我や病気になる戦いの形をとる……病気という問題の解決は、健康と幸福を生み出すことと同じではない」は印象に残った。医療は大躍進の「黄金期」を経て混迷の時代にあるらしい。医療のみならず人間活動全般がそう見える。普通に生活していると見えない、分からないことを教えてもらった。

本書の出版にあたり国書刊行会の佐藤今朝夫社長には格別のご配慮を賜り、深くお礼を申し上げます。また、編集の中川原徹氏、編集にご協力いただいた萩尾行孝氏のご尽力に心より感謝いたします。

二〇二二年二月

小林政子

索　引

ア行

カ行

サ行

タ行

ナ行

ハ行

マ行

ヤ行

ラ行

ワ行

参考文献

Academy of Medical Sciences (2015) 'Reproducibility and reliability of biomedical research: improving research practice'. Online at https://acmedsci.ac.uk/viewFile/56314e40aac61.pdf

Academy of Medical Royal Colleges and Faculties in Scotland (2015) *Building a More Sustainable NHS in Scotland: Health Professions Lead the Call for Action.*

Adams, Stephen and Martyn Halle (2017) 'NHS buries 19,000 "suspect" deaths: expert demands urgent probe into "avoidable" fatalities amid shock claims dozens of hospitals across Britain are "potentially unsafe"'. *Mail Online*, 2 September. Online at www.dailymail.co.uk/news/article-4847184/Expert-demands- urgent-probe-avoidable-fatalities.html

Adams, Tim (2013) 'Mid Staffs whistleblower Julie Bailey: "I don't go out here on my own any more"'. *Guardian*, 27 October. Online at www.theguardian.com/society/2013/oct/27/ julie-bailey-mid-staffordshire-nhs-whistleblower

Aggarwal, Ajay, T. Fojo, C. Chamberlain, C. Davis and R. Sullivan (2017) 'Do patient access schemes for high-cost cancer drugs deliver value for society? Lessons from the NHS Cancer Drugs Fund'. *Annals of Oncology* 28:1738–50.

Ajana, Btihaj (2017) 'Digital health and the biopolitics of the Quantified Self'. *Digital Health* 3:1–18.

Alexander-Williams, John and Jeremy Hugh Baron (1987) 'British Society of Gastroenterology 1937–87: an overview'. *Gut* 28:S53–5.

Altman, Douglas (1994) 'The scandal of poor medical research'. *British Medical Journal* 308:283–4.

Anderson, C. M., J. M. French, H. G. Sammins, A. C. Frazer, J. W. Gerrard and J. M. Smellie (1952) 'Coeliac disease: gastrointestinal studies and the effect of dietary wheat flour'. *Lancet* 1:836–42.

Angell, Marcia (2000) 'Is academic medicine for sale?' *New England Journal of Medicine* 342:1516–18.

Annan, Noel (1990) *Our Age: Portrait of a Generation.* London: Weidenfeld &

Nicolson.

Apolone, G., R. Joppi, V. Bertele and S. Garattini (2005) 'Ten years of marketing approvals of cancer drugs in Europe'. *British Jour nal of Cancer* 93:504–9.

Arie, Sophie (2017) 'Simon Wessely: "Every time we have a mental health awareness week my spirits sink"'. *British Medic al Journal* 358:j4305.

Arrow, Kenneth (1963) 'Uncertainty and the welfare economics of medical care'. *The American Economic Review* LIII(5): 141–9.

Asher, Richard (1949) 'The seven sins of medicine'. *Lancet* 2(6574): 358–60.

—(1951) 'Munchausen's Syndrome'. *Lancet* i:339–41.

—(1954) 'Straight and crooked thinking in medicine'. *British Medical Journal* 2(4885):460–2.

—(1955) 'Talk, tact and treatment'. *Lancet* 268:758–60.

—(1961) 'Apriority: thoughts on treatment'. *Lancet* 2(7217): 1403–4.

—(1972) *Talking Sense.* London: Pitman Medical.

—(1984) *A Sense of Asher: A New Miscellany.* Ed. Ruth Holland. London: British Medical Association.

Avery Jones, Francis (1943) 'Haematemesis and melaena: with special reference to bleeding peptic ulcers'. *British Medical Journal* 2:689–91.

Ball, Madeleine P., Jason R. Bobe, Michael F. Chou, Tom Clegg, Preston W. Estep, Jeantine T. Lunshof, Ward Vandewege, Alex ander Wait Zaranek and George M. Church (2014) 'Harvard Personal Genome Project: lessons from participatory public research'. *Genome Medicine*, 6:10. Online at https://genome medicine.biomedcentral.com/track/pdf/10.1186/gm527

Bastian, Hilda (2006) 'Down and almost out in Scotland: George Orwell, tuberculosis and getting streptomycin in 1948'. *Journal of the Royal Society of Medicine* 99:95–8.

Bazalgette, Peter (2017) *The Empathy Instinct: How to Create a More Civil Society.* London: John Murray.

BBC News (2007) 'Friends fund Wilson's cancer drug'. *BBC News*, 11 July. Online at http://news.bbc.co.uk/2/hi/uk_news/england/manchester/6293176.stm

Bennett, Craig M., Abigail A. Baird, Michael B. Miller and George L. Wolford (2009) 'Neural correlates of interspecies perspective taking in the post-mortem Atlantic Salmon: an argument for multiple comparisons correction'. Online at http://www.prefrontal.org/files/posters/Bennett-Salmon-2009.pdf

Bevan, A. (1951) *Democratic Values. First in the Series of Fabian Autumn Lectures 1950: Whither Socialism? Values in a Changing Civilization.* London: Fabian Publications.

Biagioli, Mario (2016) 'Watch out for cheats in citation game'. *Nature* 535:201.

Biesiekierski, Jessica R., Simone L. Peters, Evan D. Newnham, Ouriana Rosella, Jane G. Muir and Peter R. Gibson (2013) 'No effects of gluten in patients with self-reported non-celiac gluten sensitivity after dietary reduction of fermentable, poorly absorbed, short-chain carbohydrates'. *Gastroenterology* 145:320–8.

Black, J. W., W. A. M. Duncan, C. J. Durant, C. R. Ganellin and E. M. Parsons (1972) 'Definition and antagonism of histamine H2-receptors'. *Nature* 236:385–90.

Black, Nick (2010) 'Assessing the quality of hospitals'. *British Medical Journal* 340:c2066.

Bloom, Paul (2016) *Against Empathy: The Case for Rational Comp assion.* London: The Bodley Head.
（ポール・ブルーム『反共感論――社会はいかに判断を誤るか』高橋洋訳　白揚社　2018年）

Blunt, Ian (2015) *Fact or Fiction? Targets Improve Quality in the NHS?* Nuffield Trust comment, 13 February. Online at
www.nuffieldtrust.org.uk/news-item/fact-or-fiction-targets- improve-quality-in-the-nhs

Boodman, Sandra G. (2017) 'The other big drug problem: older people taking too many pills'. *Washington Post*, 9 December. Online at https://www.washingtonpost.com/national/health-science/the-other-big-drug-problem-older-people-taking-too-many-pills/2017/12/08/3cea5ca2-c30a-11e7-afe9-4f60b5a6c4a0_story.html?noredirect=on&utm_term=.5c2fa76c8f43

Booth, Christopher C. (1997) 'Factors influencing the development of gastroenterology in Britain'. In *Gastroenterology in Brita in: Historical Essays.* Ed. W. F. Bynum. London: Wellcome Trust.

Booth, Christopher M. and Elizabeth A. Eisenhauer (2012) 'Progression-free survival: meaningful or simply measur able?' *Journal of Clinical Oncology* 30:1030–3.

Boseley, Sarah (2017) 'Cancer Drugs Fund condemned as expens ive and ineffective'. *Guardian*, 28 April. Online at https://www.theguardian.com/science/2017/apr/28/cancerdrugs-fund-condemned-as-expensive-and-ineffective

Bowman, Andrew (2012) 'The flip side to Bill Gates' charity bil lions'. *New Internationalist*, 1 April. Online at https://newint.org/features/2012/04/01/bill-gates-charitable-giving-ethics

Bradshaw, John (1978) *Doctors on Trial.* London: Wildwood House.

Breathnach, C. S. and J. B. Moynihan (2011) 'William Wilde and the early records of consumption in Ireland'. *Ulster Medical Journal* 80(1):42–8.

British Society of Gastroenterology (1987) *British Society of Gastroenterology 1937–1987: A Selection of Scientific Papers*. London: Smith Kline & French Laboratories.

Brooks, David (2013) 'The philosophy of data'. *New York Times*, 4 February. Online at https://www.nytimes.com/2013/02/05/opinion/brooks-the-philosophy-of-data.html

Brouns, Fred J. P. H., Vincent J. van Buul and Peter R. Shewry (2013) 'Does wheat make us fat and sick?' *Journal of Cereal Science* 58:209–15.

Browne, Noël (1986) *Against the Tide*. Dublin: Gill & Macmillan.

Buckley, Martin J. M. and Colm A. O'Morain (1998) '*Helicobacter* biology – discovery'. *British Medical Bulletin* 54:7–16.

Buranyi, Stephen (2017) 'The hi-tech war on science fraud'. *Guardian*, 1 February. Online at www.theguardian.com/science/2017/feb/01/high-tech-war-on-science

—(2017) 'Is the staggeringly profitable business of scientific publishing bad for science?' *Guardian*, 27 June. Online at www.theguardian.com/science/2017/jun/27/profitable-business-scientific-publishing-bad-for-science

Burnet, Sir Macfarlane (1971) *Genes, Dreams and Realities*. New York: Basic Books.

Bush, Vannevar (1945) *Science: The Endless Frontier. A Report to the President on a Program for Postwar Scientific R esearch*. Washington, DC: National Science Foundation.

Bynum, Bill (2008) 'The McKeown thesis'. *Lancet* 371:644–5.

Callahan, Daniel and Sherwin B. Nuland (2011) 'The quagmire: How American medicine is destroying itself'. *New Republic*, 19 May. Online at https://newrepublic.com/article/88631/american-medicine-health-care-costs

Campbell, Donald T. (1979) 'Assessing the impact of planned social change'. *Evaluation and Program Planning* 2(1):67–90.

Carbone, David P., Martin Reck, Luis Paz-Ares, Benjamin Creelan *et al.* (2017) 'First-line Nivolumab in stage IV or recur rent non-small-cell lung cancer'. *New England Jour nal of Medicine* 376:2415–26.

Carreyrou, John (2018) *Bad Blood: Secrets and Lies in a Silicon Valley Startup*. New York: Alfred A. Knopf.

Catassi, Carlo (2015) 'Gluten sensitivity'. *Annals of Nutrition and Metabolism* 67(suppl 2):16–26.

Catassi, Carlo, Luca Elli, Bruno Bonaz, A. *et al.* (2015) 'Diagnosis of non-celiac

gluten sensitivity (NCGS): the Salerno experts' criteria'. *Nutrients* 7:4966–77.

Chalmers, I., M. Enkin and M. J. N. C. Keirse (1989) *Effective Care in Pregnancy and Childbirth.* Oxford: Oxford University Press.

（マレー・エンキン、マーク・J・N・C・キアース、メアリー・レンフルー、ジェイムズ・ニールソン『妊娠・出産ケアガイド――安全で有効な産科官吏』北井啓勝訳　医学書院　1997年）

Chalmers, Iain (2008) 'Archie Cochrane (1909–1988)'. *Journal of the Royal Society of Medicine* 101:41–4.

Chalmers, Iain and Paul Glasziou (2009) 'Avoidable waste in the production and reporting of research evidence'. *Lancet* 374:86–9.

Charlton, Bruce G. (2009) 'Why are modern scientists so dull? How science selects for perseverance and sociability at the expense of intelligence and creativity'. *Medical Hypotheses* 72(3):237–43.

—(2012) *Not Even Trying: The Corruption of Real Science.* Buckingham: University of Buckingham Press.

Charon, Rita (2001) 'Narrative medicine: a model for empathy, reflection, profession, and trust'. *Journal of the American Medic al Association* 286:1897–902.

Chief Medical Officer for Scotland Annual Report 2014–15 (2016) *Realistic Medicine*. Online at http://www.gov.scot/ Pub lications/2016/01/3745

Clark, Jocalyn and Linsey McGoey (2016) 'The black box warning on philanthrocapitalism'. *Lancet* 388:2457–8.

Clifford, Clark (with R. Holbrooke) (1991) *Counsel to the President: A Memoir.* New York: Random House.

Clinical Evidence (2015) 'What conclusions has Clinical Evidence drawn about what works, what doesn't based on randomised controlled trial evidence?' Online at https://bestpractice.bmj. com/info/evidence-information

Cochrane, Archibald L. (1972) *Effectiveness and Efficiency: Random Reflections on Health Services.* London: The Nuffield Provincial Hospitals Trust.

Cockburn, Patrick (2005) *The Broken Boy.* London: Jonathan Cape.

Coghlan, J. G., D. Gilligan, H. Humphries, D. McKenna, C. Dooley, E. Sweeney, C. Keane and C. O'Morain (1987) 'Campylobacter pylori and recurrence of duodenal ulcers: a 12-month follow-up study'. *Lancet* 2(8568):1109–11.

Collins, Francis S. (1999) 'Shattuck lecture: medical and societal consequences of the Human Genome Project'. *New England Journal of Medicine* 341:28–37.

Collins, Francis S. and Victor A. McKusick (2001) 'Implications of the Human Genome Project for medical science'. *Journal of the American Medical Association* 285:540–4.

Collins, Harry (2014) *Are We All Scientific Experts Now?* Cambridge: Polity

Press.
(ハリー・コリンズ『我々みんなが科学の専門家なのか』鈴木俊洋　法政大学出版局　2017年)
Connor, Steve (2010) 'Ten years ago today, it was revealed that the human genome had been decoded. A medical revolution beckoned. So what happened next?' *Independent*, 26 June. Online at www.independent.co.uk/news/science/ten-yearsago-today-it-was-revealed-that-the-human-genome-hadbeen-decoded-a-medical-revolution-2011016.html
Contopoulos-Ioannidis, Despina G., Evangelina Ntzani and John Ioannidis (2003) 'Translation of highly promising basic science research into clinical applications'. *American Journal of Medicine* 114(6):477–84.
Convergence Revolution (2016) *Convergence: The Future of Health*. Online at www.convergencerevolution.net/2016- report
Cotton, P. B., P. R. Salmon, L. H. Blumgart, R. J. Burwood, G. T. Davies, B. W. Lawrie, J. W. Pierce and A. E. Read (1972) 'Cannu lation of papilla of Vater via fiber-duodenoscope: assessment of retrograde cholangiopancreatography in 60 patients'. *Lancet* i:53–8.
Cotton, Peter B. (2010) *The Tunnel at the End of the Light: My Endos copic Journey in Six Decades*. Marston Gate: Amazon. co.uk Ltd.
Crawford, Matthew B. (2008) 'The limits of neuro-talk'. *New Atlantis*, Winter: 65–78. Online at www.thenewatlantis.com/publications/the-limits-of-neuro-talk
Crimmins, Eileen M. and Hiram Beltrán-Sánchez (2010) 'Mortality and morbidity trends: is there compression of morbidity?' *Journal of Gerontology: Social Sciences* 66B:75–86.
Crofton, John (2006) 'The MRC randomized trial of streptomycin and its legacy: a view from the clinical front line'. *Journal of the Royal Society of Medicine* 99:531–4.
Cronin, A. J. (1937) *The Citadel*. London: Gollancz.
(A.J. クローニン『城砦』中村能三訳　新潮文庫　1955年)
Crook, Amanda (2010) 'Stars buy cancer drugs for Tony'. *Manchester Evening News*, 16 April. Online at www.manchestereveningnews.co.uk/news/health/stars-buy-cancer-drug-fortony-997790
Dalrymple, Theodore (2017) 'David Sellu, a surgeon wrongly jailed'. *Spectator Health*, 24 May. Online at https://health.spectator.co.uk/david-sellu-a-surgeon-wrongly-jailed
Danbury, Chris (2017) 'Meeting in the middle: mediation in the medical setting'. *Commentary* (Royal College of Physicians), 16–17 October.

Dancer, S. J. and B. I. Duerden (2014) 'Changes to clinician attire have done more harm than good'. *Journal of the Royal College of Physicians of Edinburgh* 44:293–8.

Darzi, Ara, Harry Quilter-Pinner and Tom Kibasi (2018) *The Lord Darzi Review of Health and Care: Interim Report.* London: Institute for Public Policy Research. Online at www. ippr.org/files/2018-05/lord-darzi-review-interim-report.pdf

Davies, Andrew (2011) *A. J. Cronin: The Man Who Created Dr Finlay.* Richmond, Surrey: Alma.

Davis, William (2011) *Wheat Belly.* Emmaus, PA: Rodale Inc.
（ウイリアム・デイビス『小麦は食べるな！』白澤卓二訳　日本文芸社 2013年）

Devine, Oliver, Andrew Harborne, Joshua Kearsley and Ashley Vardon (2016) 'Hold my hand while you misdiagnose me'. *The Clinical Teacher* 13:388–92.

Dicke, W. K. (1950) *Coeliac Disease: Investigation of the Harmful Effects of Certain Types of Cereal on Patients Suffering from Coeliac Disease.* Doctoral Thesis, University of Utrecht.

Dicke, W., H. Weijers and J. van de Kamer (1953) Coeliac disease II: the presence in wheat of a factor having a deleterious effect in cases of coeliac disease'. *Acta Paediatrica Scandinavica* 42:34–42.

Dobson, Roger (2007) 'UK health department criticised for secret deal'. *British Medical Journal* 334:281.

Doll, Richard and A. Bradford Hill (1950) 'Smoking and carcinoma of the lung'. *British Medical Journal* 4682:739–48.

—(1954) 'The mortality of doctors in relation to their smoking habits'. *British Medical Journal* 4877:1451–5.

Donnelly, Laura (2017) '"Game changing" immunotherapy drug denied to AA Gill gets the go ahead'. *Telegraph*, 20 September. Online at www.telegraph.co.uk/news/2017/09/20/game-changing-immunotherapy-drug-denied-aa-gill-gets-go-ahead

Douglas, Colin (1977) *The Greatest Breakthrough since Lunchtime.* Edinburgh: Canongate.

Down, Peter (2013) *A History of Luminal Gastroenterology in Britain.* Weymouth: Watery Books.

Downie, Robin (2016) 'Medical humanities: some uses and problems'. *Journal of the Royal College of Physicians of Edinburgh* 46(4):288–94.

—(2017) 'Patients and consumers'. *Journal of the Royal College of Physicians of Edinburgh* 47:261–5.

Downie, Robin and Fiona Randal (2008) 'Choice and responsibility in the NHS'. *Clinical Medicine* 8:182–5.
Drescher, Jack (2015) 'Out of DSM: depathologizing homo sexuality'. *Behavioral Sciences* 5:565–75.
Dr Foster Intelligence (2015) *Uses and Abuses of Performance Data in Healthcare.* Online at www.drfoster.com/updates/recent-publications/uses-and-abuses-of-performance-datain-health- care
Dubos, René (1959) *Mirage of Health: Utopias, Progress, and Biological Change.* New York: Anchor Books.
（ルネ・デュボス『健康という幻想』田多井吉之介訳　紀伊国屋書店　1977年）
Dworkin, Ronald (2000) 'The cultural revolution in health care'. *National Affairs.* Online at www.nationalaffairs.com/public_interest/detail/the-cultural-revolution-in-healthcare
Echt, Debra S., Philip R. Liebson, L. Brent Mitchell, Robert W. Peters *et al.* (1991) 'Mortality and morbidity in patients receiving encainide, flecainide, or placebo: the cardiac arrhythmia suppression trial'. *New England Journal of Medicine* 324:781–8.
Edwards, Jim (2010) 'PatientsLikeMe is more villain than victim in patient data "scraping" scandal'. *CBS News*, 19 Octo ber. Online at www.cbsnews.com/news/patientslikeme-is-morevillain-than-victim-in-patient-data-scraping-scandal
El-Gingihy, Youssef (2015) *How to Dismantle the NHS in 10 Easy Steps.* Winchester: Zero Books.
Elliot, Chris (2015) 'The problem with the figures on deaths at Stafford Hospital'. *Guardian*, 1 November. Online at www.theguardian.com/commentisfree/2015/nov/01/the-problemwith-the-figures-on-deaths-at-stafford-hospital
Epstein, David and Prorepublica (2017) 'When evidence says no, but doctors say yes'. *The Atlantic*, 22 February. Online at www.theatlantic.com/health/archive/2017/02/when-evidence-says-no-but-doctors-say-yes/517368
Feinstein, Alvan R. (1987) 'The intellectual crisis in clinical science: medaled models and muddled mettle'. *Perspectives in Biology and Medicine* 30:215–30.
—(1995) 'Meta-analysis: statistical alchemy for the 21st century'. *Journal of Clinical Epidemiology* 48:71–9.
—(1996) 'Twentieth century paradigms that threaten both scientific and humane medicine in the twenty-first century'. *Journal of Clinical Epidemiology* 49:615–17.
Feinstein, A. R. and R. I. Horowitz (1997) 'Problems in the "evidence" of "evi-

dence-based medicine"'. *American Journal of Medicine* 103:529–35.
Ferenstein, Gregory (2014) 'Larry Page's wish to make all health data public has big benefits – and big risks'. *Telecrunch*, 19 March. Online at https://techcrunch.com/2014/03/19/larry-pages-wish-to-make-all-health-data-public-has-big-benefits-and-big-risks/?guccounter=1
Fiennes, Caroline (2016) 'Where your donations to medical research really go'. *Financial Times*, 28 September. Online at www.ft.com/content/0d351302-840f-11e6-8897-2359a58ac7a5
Fojo, T., S. Mailankody and A. Lo (2014) 'Unintended consequences of expensive cancer therapeutics: the pursuit of marginal indications and a me-too mentality that stifles innovation and creativity: the John Conley Lecture'. *JAMA Otolaryngology – Head & Neck Surgery* 140:1225–36.
Francis, Robert (2010) *Independent Inquiry Report into MidStaffordshire NHS Foundation Trust*. Online at http://webarchive.nationalarchives.gov.uk/20130104234315/http://www.dh.gov.uk/en/Publicationsandstatistics/Publications/PublicationsPolicyAndGuidance/DH_113018
—(2013) *The Mid Staffordshire NHS Foundation Trust Public Inquiry*. Online at http://webarchive.nationalarchives.gov.uk/20150407084003/http://www.midstaffspub licinquiry.com
Freedman, David H. (2010) 'Lies, damned lies, and medical science'. *The Atlantic*, November. Online at https://www.theatlantic.com/magazine/archive/2010/11/lies-damned-liesand-medical-science/308269
Fries, James F. (1980) 'Aging, natural death, and the compression of morbidity'. *New England Journal of Medicine* 303:1369–70.
Gill, A.A. (2016) 'More life with your kids, more life with your friends, more life spent on earth – but only if you pay'. *Sunday Times Magazine*, 11 December.
Gisler, Monika, Didier Sornette and Ryan Woodard (2010) 'Innovation as a social bubble: the example of the Human Genome Project'. *Research Policy* 40:1412–25.
Glasziou, Paul, Amanda Burls and Ruth Gilbert (2008) 'Evidence based medicine and the medical curriculum'. *British Medical Journal* 337:a1253.
GlaxoSmithKline (2016) 'GSK establishes global Immunology Network to collaborate with leading academic research scientists'. Online at https://ie.gsk.com/ie/media/press-releases/2016/gsk-establishes-global-immunology-network-to-collaborate-with-leading-academic-research-scientists
Goldacre, Ben (2014) 'Care.data is in chaos. It breaks my heart'. *Guardian*, 28 February. Online at www.theguardian.com/commentisfree/2014/feb/28/care-data-is-in-chaos

The Goodenough Committee (1944) 'The training of doctors'. *British Medical Journal* 2(4359):121–3.

Goodhart, C. A. E. (1975) 'Problems of monetary management: the UK experience'. In *Papers in Monetary Economics Vol. 1.* Reserve Bank of Australia.

Gray, John (2004) 'An illusion with a future'. *Dedalus* 133(3):10–17.

Greenwood, Major (1931) 'The work of the London School of Hygiene and Tropical Medicine'. *Journal of the Royal Society of Arts* 79:538–48.

Hall, Robert (1986) 'Arthur Hedley Clarence Visick FRCS 1897– 1949'. *Annals of the Royal College of Surgeons of England* 68(3):147.

Hall, Stephen S. (2010) 'Revolution postponed'. *Scientific American*, October. Online at https://www.nature.com/scientificamerican/journal/v303/n4/full/scientificamerican1010-60.html

Handy, Charles (1994) *The Empty Raincoat: Making Sense of the Future.* London: Hutchinson.

Harari, Yuval Noah (2016) *Homo Deus: A Brief History of Tomorrow.* London: Harvill Secker.

（ユヴァル・ノア・ハラリ『ホモ・デウス上下　テクノロジーとサピエンスの未来』　柴田裕之　河出書房新社　2019年）

Harbison, Joe (2016) 'Stroke patients are no less deserving than cancer patients'. *Irish Times*, 14 June. Online at www.irishtimes. com/opinion/stroke-patients-are-no-less-deserving-than-cancer-patients-1.2683121

Hardwick, Christopher (1939) 'Prognosis in coeliac disease: a review of seventy-three cases'. *Archives of Disease in Childhood.* Online at www.ncbi.nlm.nih.gov/pmc/articles/PMC1975636

Hart, Julian Tudor (1971) 'The inverse care law'. *Lancet* 1:405–12.

Hawkes, Nigel (2009) 'Patient coding and the ratings game'. *British Medical Journal* 240:c2153.

—(2013) 'How the message from mortality figures was missed at Mid Staffs'. *British Medical Journal* 346:f562.

Hayes, Robert H. and William J. Abernethy (1980) 'Managing our way to economic decline'. *Harvard Business Review.* Online at https://hbr.org/2007/07/managing-our-way-to-economicdecline

Healthcare Commission (2009) *Investigation into Mid-Staffordshire NHS Foundation Trust.* Online at www.nhshistory.net/midstaffs.pdf

Heath, Iona (2006) 'Combating disease mongering: daunting but nonetheless essential'. *PLoS Medicine* 3:e146.

Hedley Visick, Arthur (1948) 'Measured radical gastrectomy: review of 505 operations for peptic ulcer'. *Lancet* i:505–10.

Hernandez, Daniela (2013) 'Selling your most personal item: you'. *Wired.com.* Online at www.wired.com/2013/03/miinome-genetic-marketplace

Herper, Matthew (2017) 'Craig Venter mapped the genome. Now he's trying to decode death'. *Forbes*, 28 February. Online at https://www.forbes.com/sites/matthewherper/2017/02/21/can-craig-venter-cheat-death/#5a07d5911645

Highfield, Roger (2016) 'What's wrong with Craig Venter?' *New Republic*, 2 February. Online at https://newrepublic.com/article/128977/whats-wrong-craig-venter

Hill, Austin Bradford (1985) 'Personal view'. *British Medical Journal* 290:1074.

Hogan, Helen, Rebecca Zipfel, Jenny Neuberger, Andrew Hutchings, Ara Darzi and Nick Black (2015) 'Avoidability of hospital deaths and association with hospital-wide mortality ratios: retrospective case record review and regression analysis'. *British Medical Journal* 351:h3239.

Hogan, Michael (2014) 'The celebrity ice-bucket challenge leaves me cold'. *Daily Telegraph*, 20 August. Online at www.telegraph.co.uk/men/the-filter/11045083/Celebrity-ice-bucket- challenge-why-it-leaves-me-cold.html

Holtzman, Neil A. and Theresa M. Marteau (2000) 'Will genetics revolutionize medicine?' *New England Journal of Medicine* 343:141–4.

Hooker, Claire and Estelle Noonan (2011) 'Medical humanities as expressive of Western culture'. *Medical Humanities* 37: 79–84.

Hopkins, Harold and Narinder Sing Kapany (1954) 'A flexible fibrescope, using static scanning'. *Nature* 173:39–40.

Horton, Richard (2004) 'Why is Ian Kennedy's Healthcare Commission damaging NHS care?' *Lancet* 364:401–2.

—(2015) 'What is medicine's 5 sigma?' *Lancet* 385:1380.

—(2018) 'Offline: "A sea of suffering"'. *Lancet* 391:1465.

Hospice UK (2016) 'Hospice care in the UK 2016'. Online at www. hospiceuk.org/docs/default-source/What-We-Offer/publications-documents-and-files/hospice-care-in-the-uk-2016. pdf?sfvrsn=0

Howick, Jeremy (2011) *The Philosophy of Evidence-Based Medicine.* London: BMJ Books.

Illich, Ivan (1975) *Medical Nemesis – The Expropriation of Health.* London: Calder & Boyars.

（イヴァン・イリイチ『脱病院化社会——医療の限界』金子嗣郎訳　晶文社　1979年〈新版　晶文社クラシックス　1998年〉）

Ioannidis, John P. A. (2005) 'Why most published research findings are false'. *PLoS Medicine* 8:e124.

—(2016) 'Evidence-based medicine has been hijacked: a report to David Sack-

ett'. *Journal of Clinical Epidemiology* 73:82–6.
Ioannidis, John P. A., Michael E. Stuart, Shannon Brownlee, Sheri A. Strite (2017) 'How to survive the medical misinformation mess'. *European Journal of Clinical Investigation* 47:795–802.
Jamison, Leslie (2014) *The Empathy Exams: Essays*. Minneapolis: Graywolf Press.
Jansen, Jesse, Vasi Naganathan, Stacy M. Carter, Andrew J. McLachlan, Brooke Nickel and Les Irwig (2016) 'Too much medicine in older people? Deprescribing through shared decision making'. *British Medical Journal* 353:i2893.
Jarman, Brian, Simon Gault, Bernadette Alves, Amy Hider, Susan Dolan, Adrian Cook, Brian Hurwitz and Lisa I. Iezzoni (1999) 'Explaining differences in English hospital death rates using routinely collected data'. *British Medical Journal* 318:1515–20.
Jarrett, Christian (2013) 'A calm look at the most hyped concept in neuroscience: mirror neurons'. *Wired.com*. Online at www.wired.com/2013/12/a-calm-look-at-the-most-hyped-concept-in-neuroscience-mirror-neurons
Jewkes, John (1966) 'A great public issue'. *British Medical Journal* 2:1315–16.
Jokanovic, N., E. C. Tan, M. J. Dooley, C. M. Kirkpatrick and J. S. Bell (2015) 'Prevalence and factors associated with polypharmacy in long-term care facilities: a systematic review'. *Journal of the American Medical Directors Association* 16:535.
e1–12.
Kahneman, Daniel (2011) *Thinking, Fast and Slow*. New York: Farrar, Straus and Giroux.
(ダニエル・カーネマン『ファスト&スロー上下　あなたの意思はどのように決まるか』 村井章子訳　ハヤカワノンフィクション文庫　2014年)
Karlsberg Schaffer, Sarah, Peter West, Adrian Towse, Christopher Henshall, Jorge Mestro-Fernandiz, Robert Masterson and Alastair Fische (2017) 'Assessing the value of new antibiotics: additional elements of value for health technology assessment decisions'. Office of Health Economics. Online at www.ohe.org/system/files/private/publications/OHE%20AIM%20Assessing%20The%20Value%20of%20New%20Anti biotics%20May%202017.pdf
Kelm, Zak, James Womer, Jennifer K. Walter and Chris Feudtner (2014) 'Interventions to cultivate physician empathy: a systematic review'. *BMC Medical Education* 14:219.
Keogh, Bruce (2013) *Review into the Quality of Care and Treatment Provided by 14 Hospital Trusts in England: Overview Report*. Online at www.nhs.uk/NHSEngland/bruce-keoghreview/Documents/outcomes/keogh-review-final-

report.pdf
Kevles, Daniel J. (1998) *The Baltimore Case: A Trial of Politics, Science, and Character.* New York: WW Norton.
Kilner, J. M. and R. N. Lemon (2013) 'What we currently know about mirror neurons'. *Current Biology* 23:R1057–62.
Knaul, Felicia Marie, Paul E. Farmer, Eric L. Krakauer, Liliana de Lima *et al.* (2017) 'Alleviating the access abyss in palliative care and pain relief – an imperative of universal coverage: the *Lancet* Commission report'. *Lancet* 391:1391–1454.
Kozubek, Jim (2017) 'The trouble with Big Science'. *Los Angeles Review of Books*, 25 November. Online at https://lareviewofbooks.org/article/trouble-big-science
Krigel, Anna and Benjamin Lebwohl (2016) 'Nonceliac gluten sensitivity'. *Advances in Nutrition* 7:1105–10.
Kroft, Steve (2014) 'The data brokers: selling your personal information'. *CBS News*, 9 March. Online at www.cbsnews.com/news/data-brokers-selling-personal-information-60-minutes
Krugman, Paul (2009) 'Why markets can't cure health care'. *New York Times*, 25 July. Online at https://krugman.blogs.nytimes.com/2009/07/25/why-markets-cant-cure-healthcare
Latham, Jonathan (2011) 'The failure of the genome'. *Guardian*, 17 April. Online at www.theguardian.com/commentisfree/2011/apr/17/human-genome-genetics-twin-studies
Lazarsfeld, Paul Felix and Robert King Merton (1957) 'Mass communication, popular taste and organized social action'. In *Mass Culture: The Popular Arts in America.* Ed. Bernard Rosenberg and David Manning White. New York: Free Press.
Lebwohl, Benjamin, Yin Cao, Geng Zong *et al.* (2017) 'Long term gluten consumption in adults without celiac disease and risk of coronary heart disease: prospective cohort study'. *British Medical Journal* 357:j1892.
Lederle, F. A., D. Zylla, R. MacDonald and T. J. Wilt (2011) 'Venous thromboembolism prophylaxis in hospitalized medical patients and those with stroke: a background review for an American College of Physicians Clinical Practice Guideline'.*Annals of Internal Medicine* 155:602–15.
Legge, Thomas (1934) *Industrial Maladies.* Oxford: Oxford University Press.
Levinovitz, Alan (2015) *The Gluten Lie (And Other Myths about What You Eat)*. New York: Regan Arts.
Lichetta, Mirko and Michael Stelmach (2016) *Fiscal Sustainability Analytical*

Paper: Fiscal Sustainability and Public Spending on Health. Office for Budget Responsibility. Online at http://obr.uk/docs/dlm_uploads/Health-FSAP.pdf

Lilford, Richard and Peter Provost (2010) 'Using hospital mortality rates to judge hospital performance: a bad idea that just won't go away'. *British Medical Journal* 340:c2016.

LIPID [The Long-Term Intervention with Pravastatin in Ischemic Heart Disease Study Group] (1998) 'Prevention of cardiovascular events and death with Pravastatin in patients with coronary heart disease and a broad range of initial cholesterol levels'. *New England Journal of Medicine* 339: 1349–57.

Lown, Bernard (1996) *The Lost Art of Healing: Practicing Compassion in Medicine.* Boston: Houghton Mifflin.

（バーナード・ラウン『医師はなぜ治せないのか』、『治せる医師、治せない医師』小泉直子訳　築地書館　1998年）

Lupton, Deborah (2013) 'The digitally-engaged patient: selfmonitoring and self-care in the digital health era'. *Social Theory and Health* 11:256–70.

Lyttleton, R. A. (1979) 'The gold effect'. In *Lying Truths: A Critical Study of Current Beliefs and Conventions.* Ed. R. Duncan and M. Weston-Smith. Elmsford, NY: Pergamon Press.

McCormick, James (1996) 'Medical hubris and the public health: the ethical dimension'. *Journal of Clinical Epidemiology* 49:619–21.

McDonnell, Anthony (2017) 'Providing Orkambi to CF sufferers will cost lives'. *Irish Times*, 20 April. Online at www.irishtimes.com/opinion/providing-orkambi-to-cf-sufferers-willcost-lives-1.3051756

McKeown, Thomas (1988) *The Origins of Human Disease.* Oxford: Basil Blackwell.

（トマス・マキューン『病気の起源――貧しさ病と豊かさ病』酒井シヅ・田中靖夫訳　朝倉書店　1992年）

—(1979) *The Role of Medicine: Dream, Mirage, or Nemesis?* Princeton: Princeton University Press.

McNamara, Robert S. (1995) *In Retrospect: The Tragedy and Lessons of Vietnam.* New York: Time Books.

（ロバート・S・マクナマラ『マクナマラの回顧録――ベトナムの悲劇と教訓』仲晃訳　共同通信社　1997年）

Macnaughton, Jane (2009) 'The dangerous practice of empathy'. *Lancet* 373:1940–1.

Makary, Martin A. and Michael Daniel (2016) 'Medical error: the third leading cause of death in the US'. *British Medical Journal* 353:i2139.

Mandrola, John (2014) 'Good doctoring is not rocket science: it is also not digi-

tal'. Online at https://medcitynews.com/2014/06/good-doctoring-rocket-science-also-digital

Manolio, Teri A., Francis S. Collins, Nancy J. Cox *et al.* (2009) 'Finding the missing heritability of complex diseases'. *Nature* 461:747–53.

Marcus, Gary (2012) 'Neuroscience fiction'. *The New Yorker*, 30 November. Online at www.newyorker.com/news/news-desk/neuroscience-fiction

Marshall, B. J., C. S. Goodwin, J. R. Warren, R. Murray, E. D. Blinc ow, S. J. Blackbourn, M. Phillips, T. E. Waters and C. R. Sanderson (1988) 'Prospective double-blind trial of duodenal ulcer relapse after eradication of Campylobacter pylori'. *Lancet* 2(8626–8627):1437–42.

Meades, Jonathan (2017) 'In the loop'. *Times Literary Supplement*, 18 October. Online at www.the-tls.co.uk/articles/public/arts- and-art-meades

Medawar, Peter (1980) 'In defence of doctors'. *New York Review of Books*, 15 May.

Meskó, Bertalan (2017) *The Guide to the Future of Medicine*. Self-published under Webicina Kft.

Minkel, J. R. (2008) 'Scientists know better than you – even when they're wrong'. *Scientific American*, 9 May. Online at www.scientificamerican.com/article/scientists-know-betterthan-you

Mohammed, M. A., R. Lilford, G. Rudge, R. Holder and A. Stevens (2013) 'The findings of the Mid-Staffordshire Inquiry do not uphold the use of hospital standardized mortality ratios as a screening test for "bad" hospitals'. *Quarterly Journal of Medicine* 106:849–54.

Monaghan, Gabrielle (2016) 'Rory Staunton: the boy who died from a gym class scrape'. *Irish Independent*, 13 October. Online at www.independent.ie/life/rory-staunton-the-boywho-died-from-a-gym-class-scrape-35125789.html

Morgan, G., R. Ward and M. Barton (2004) 'The contribution of cytotoxic chemotherapy to 5-year survival in adult malignancies'. *Clinical Oncology* 16:549–60.

Motzer, Robert J., Thomas E. Hutson, Piotr Tomczak *et al.* (2009) 'Overall survival and updated results for Sunitinib compared with Interferon Alfa in patients with metastatic renal cell carcinoma'. *Journal of Clinical Oncology* 27:3584–90.

Moynihan, Ray, Iona Heath and David Henry (2002) 'Selling sick ness: the pharmaceutical industry and disease mongering'. *British Medical Journal* 324:886–90.

National Institute of Clinical Excellence (2017) 'Nivolumab for previous treated squamous non-small-cell lung cancer'. Online at www.nice.org.uk/guidance/

ta483
Naughton, John (2018) 'How Theranos used the media to create the emperor's new startup'. *Guardian*, 3 June. Online at www. theguardian.com/commentisfree/2018/jun/03/theranos-elizabeth-holmes-media-emperors-new-startup
Obituary. (2009) 'Robert McNamara'. *The Economist*, 9 July. Online at www.economist.com/obituary/2009/07/09/robert-mcnamara
O'Donnell, Michael (1971) 'Decorated municipal gothic'. *World Medicine* 7:101.
O'Mahony, Denis and Paul Francis Gallagher (2008) 'Inappropriate prescribing in the older population: need for new criteria'. *Age and Ageing* 37:138–41.
O'Mahony, Seamus (2012) 'AJ Cronin and *The Citadel*: did a work of fiction contribute to the foundation of the NHS?' *Journal of the Royal College of Physicians of Edinburgh* 42: 172–8.
—(2013) 'Against Narrative Medicine'. *Perspectives in Biology and Medicine* 56:611–19.
—(2014) 'How scientific inquiry works'. *Dublin Review of Books*, April, Issue 54. Online at www.drb.ie/essays/how-scientific-inquiry-works
—(2014) 'John Bradshaw (1918–1989): putting doctors on trial'. *Irish Journal of Medical Science* 184:559–63.
—(2015) 'In praise of Richard Asher (1912–1969)'. *Perspectives in Biology and Medicine* 57:512–23.
—(2015) 'Truculent priest'. *Dublin Review of Books*, November, Issue 72. Online at www.drb.ie/essays/truculent-priest
—(2016) *The Way We Die Now.* London: Head of Zeus.
（シェイマス・オウマハニー『現代の死に方』小林政子訳　国書刊行会 2018年）
—(2016) '*Medical Nemesis* 40 years on: the enduring legacy of Ivan Illich'. *Journal of the Royal College of Physicians of Edinburgh* 46:134–9.
—(2017) 'Medicine and the McNamara fallacy'. *Journal of the Royal College of Physicians of Edinburgh* 47:281–7.
—(2017) 'A postmodern disease'. *Dublin Review of Books*, February, Issue 86. Online at www.drb.ie/essays/a-postmoderndisease
—(2017) 'Compassion, empathy, flapdoodle'. *Dublin Review of Books*, September, Issue 92. Online at www.drb.ie/essays/compassion-empathy-flapdoodle
—(2018) 'Some thoughts on compassion inspired by Sir Thomas Legge'. *Journal of the Royal College of Physicians of Edinburgh* 48:69–70.
O'Neill, Des (2017) 'Empathy is for the long haul: think about it'. *Irish Times*, 23 May. Online at www.irishtimes.com/lifeand-style/health-family/empathy-is-

for-the-long-haul-thinkabout-it-1.3086419

O'Neill, Onora (2002) *A Question of Trust.* Cambridge: Cambridge University Trust.

Ortega y Gasset, José (1944) *Mission of the University* (translated by Howard Lee Nostrand). Princeton: Princeton University Press.

Pappworth, Maurice (1967) *Human Guinea Pigs: Experimentation on Man.* London: Routledge.

Paris, Joel (2013) *Fads and Fallacies in Psychiatry.* London: RCPsych Publications.

（ジョエル・パリス『現代精神医学を迷路に追い込んだ過剰診断』村上雅昭訳　星和書店　2017年）

Perlmutter, David (with Kristin Loberg) (2014) *Grain Brain.* London: Hodder & Stoughton.

（デイビッド・パールマター『いつものパンがあなたを殺す』白澤卓二訳　三笠書房　2015年）

Pettypiece, Shannon and Jordan Robertson (2014) 'Hospitals are mining patients' credit card data to predict who will get sick'. *Bloomberg.com.* Online at www.bloomberg.com/news/articles/2014-07-03/hospitals-are-mining-patients-creditcard-data-to-predict-who-will-get-sick

Platt, John R. (1964) 'Strong inference'. *Science* 146:347–53.

Pollock, Allyson (2002) 'Comment: We work in teams but are blamed as individuals'. *GMC News* 10:2.

Poole, Steven (2012) 'Your brain on neuroscience: the rise of popular neurobollocks'. *New Statesman*, 6 September. Online at www.newstatesman.com/culture/books/2012/09/your-brain-pseudoscience-rise-popular-neurobollocks

Porter, Roy (1997) *The Greatest Benefit to Mankind: A Medical History of Humanity from Antiquity to the Present.* London: HarperCollins.

Powell, J. Enoch (1966) *A New Look at Medicine and Politics.* London: Pitman Medical.

—(1976) *Medicine and Politics: 1975 and After.* London: Pitman Medical.

Prasad, Vinay, Andrae Vandross, Caitlin Toomey *et al.* (2013) 'A decade of reversal: an analysis of 146 contradicted medical practices'. *Mayo Clinic Proceedings* 88:790–8.

Pye, David (2016) 'If we know so much about disease, where are all the cures?' *The Conversation.* Online at https://theconversation.com/if-we-know-so-much-about-disease-where-are-all-the-cures-58955

Ramachandran, V. S. (2011) *The Tell-Tale Brain: A Neuroscientist's Quest for What Makes Us Human.* New York: WW Norton & Co.

（V．S．ラマチャンドラン『脳のなかの天使』山下篤子訳　角川書店 2013年）
Ramesh, Randeep (2013) 'Mid-Staffs A&E closure: Sir Brian Jarman career profile'. *Guardian*, 28 July. Online at www.theguardian.com/society/2013/jul/28/mid-staffs-closure-brian- jarman-profile
Rees, Martin (2003) *Our Final Century.* London: William Heinemann.
（マーティン・リース『今世紀で人類は終わる』堀千恵子訳　草思社　2007年）
Rennie, Drummond (1986) 'Guarding the guardians: a conference on editorial peer review'. *Journal of the American Medical Association* 256(17):2391–2.
Reuters (2016) 'Cancer Moonshot program is "close to gigantic progress", Joe Biden says'. *Guardian*, 17 October. Online at www.theguardian.com/us-news/2016/oct/17/joe-biden-cancer-moonshot-program-update
Rhee, Chanu, Shruti Gohil and Michael Klompas (2014) 'Regulatory mandates for sepsis care: reasons for caution'. *New England Journal of Medicine* 370:1673–6.
Rich, Joseph (2018) 'Doctors, revolt!' *New York Times*, 24 February. Online at www.nytimes.com/2018/02/24/opinion/sunday/doctors-revolt-bernard-lown.html
Richards, Sarah Elizabeth (2018) 'Can genetic counselors keep up with 23andMe?' *The Atlantic*, 22 May. Online at www. theatlantic.com/health/archive/2018/05/can-genetic-counselors-keep-up-with-23andme/560837
Richmond, Caroline (2002) 'Dame Sheila Sherlock'. *British Medic al Journal* 324:174.
Riess, Helen (2010) 'Empathy in medicine: a neurobiological perspective'. *Journal of the American Medical Association* 304:1604–5.
Riess, Helen, John M. Kelley, Robert W. Bailey, Emily J. Dunn and Margot Phillips (2012) 'Empathy training for resident physicians: a randomized controlled trial of a neuroscienceinformed curriculum'. *Journal of General Internal Medicine* 27:1280–6.
Roberts, Sam (2017) 'Uwe Reinhardt, 80, dies; a listened-to voice on health care policy'. *New York Times*, 15 November. Online at www.nytimes.com/2017/11/15/obituaries/uwe-reinhardt-a-listened-to-voice-on-health-care-policy-dies-at-80.html
Robinson, Gerry (2013) 'Yes we can fix the NHS'. *Daily Telegraph*, 17 February. Online at www.telegraph.co.uk/news/health/news/9876178/Yes-we-can-fix-the-NHS-says-Gerry-Robinson.html
Rory Staunton Foundation (2013) 'Rory's Regulations'. Online at https://

rorystauntonfoundationforsepsis.org/rorys-regulations-full-legal-document
Rosenweig, Phil (2010) 'Robert S. McNamara and the evolution of modern management'. *Harvard Business Review.* Online at https://hbr.org/2010/12/robert-s-mcnamara-and-the-evolution-of-modern-management
Ruane, Thomas J. (2000) 'Correspondence: is academic medicine for sale?' *New England Journal of Medicine* 343:508–10.
Rumbold, John and Sarah Seaton (2016) 'Mid-Staffs: disaster by numbers (or How to create a drama out of a statistic)?' *Journal of Medical Law and Ethics* 4:57–70.
Sackett, David L., R. Brian Haynes and Peter Tugwell (1985) *Clinical Epidemiology: A Basic Science for Clinical Medicine.* Boston: Little, Brown & Co.
Sackett, David L. and Andrew D. Oxman (2003) 'HARLOT plc: an amalgamation of the world's two oldest professions'. *British Medical Journal* 327:1442–5.
Sackett, David L., William M. C. Rosenberg, J. A. Muir Gray, R. Brian Haynes and W. Scott Richardson (1996) 'Evidence based medicine: what it is and what it isn't'. *British Medical Journal* 312:71–2.
Salinas, Joel (2017) *Mirror Touch: Notes from a Doctor Who Can Feel Your Pain.* New York: HarperCollins.
Samet, Jonathan M. and Frank E. Speizer (2006) 'Sir Richard Doll, 1912–2005'. *American Journal of Epidemiology* 164(1):95–100.
Sapone, Anna, Julio C. Bai, Carolina Ciacci *et al.* (2012) 'Spectrum of gluten-related disorders: consensus on new nomenclature and classification'. *BMC Medicine* 10:13. Online at https://bmcmedicine.biomedcentral.com/track/pdf/10.1186/1741-7015-10-13
Saunders, Cicely (2006) *Selected Writings 1958–2004.* Oxford: Oxford University Press.
Schoenfeld, Jonathan D. and John P. A. Ioannidis (2013) 'Is everything we eat associated with cancer? A systematic cookbook review'. *American Journal of Clinical Nutrition* 97:127–34.
Scottish Conservative and Unionist Party Manifesto (2016) 'A world-class health care system for your loved ones'. Online at www.scottishconservatives.com/wordpress/wp-content/uploads/2016/04/Scottish-Conservative-Manifesto_2016- DIGITAL-SINGLE-PAGES.pdf
Scottish Conservatives (2017) 'New figures reveal years of SNP failure on waiting times'. Online at www.scottishconservatives.com/2017/02/new-figures-reveal-years-of-snp-failureon-waiting-times
Seife, Charles (2013) '23andMe is terrifying, but not for the reasons the FDA thinks'. *Scientific American*, 29 November. Online at www.scientificamerican.

com/article/23andme-isterrifying-but-not-for-the-reasons-the-fda-thinks
Seldon, Joanna (2017) *The Whistleblower: The Life of Maurice Pappworth*. Buckingham: University of Buckingham Press.
Seymour, Christopher W., Foster Gesten, Hallie C. Prescott *et al.* (2017) 'Time to treatment and mortality during mandated emergency care for sepsis'. *New England Journal of Medicine* 376:2235–44.
Shah, Hriday M. and Kevin C. Chung (2009) 'Archie Cochrane and his vision for evidence-based medicine'. *Plastic & Reconstructive Surgery* 124(3):982–8.
Shaw, George Bernard (1909) *The Doctor's Dilemma: Preface on Doctors*. Online at https://ebooks.adelaide.edu.au/s/shaw/george_bernard/doctors-dilemma/preface.html
Shepherd, James, Stuart M. Cobbe, Ian Ford, Christopher G. Isles, A. Ross Lorimer, Peter W. McFarlane, James H. McKillop and Christopher J. Packard (1995) 'Prevention of coron ary heart disease with Pravastatin in men with hypercholesterolaemia'. *New England Journal of Medicine* 333:1301–8.
Singer, Natasha (2010) 'When patients meet online, are there side effects?' *New York Times*, 29 May. Online at www.nytimes.com/2010/05/30/business/30stream.html
Skrabanek, Petr (1986) 'Demarcation of the absurd'. *Lancet* 1(8487):960–1.
—(1988) 'The physician's responsibility to the patient'. *Lancet* 331:1155–7.
—(1990) 'Nonsensus consensus'. *Lancet* 335(8703):1446–7.
—(1994) *The Death of Humane Medicine and the Rise of Coercive Healthism*. London: The Social Affairs Unit.
—(2000) *False Premises, False Promises: Selected Writings of Petr Skrabanek*. Glasgow: Tarragon Press.
Skrabanek, Petr and James McCormick (1989) *Follies and Fallacies in Medicine*. Glasgow: Tarragon Press.
Smaldino, Paul E. and Richard McElreath (2016) 'The natural selection of bad science'. *Royal Society Open Science* 3(9): 160384. Online at http://rsos.royalsocietypublishing.org/content/3/9/160384
Smith, Richard (2001) 'Why are doctors so unhappy?' *British Medical Journal* 322:1073.
—(2003) 'Limits to medicine. Medical nemesis: the expropriation of health'. *Journal of Epidemiology and Community Health* 57:928.
—(2011) *The Trouble with Medical Journals*. London: The Royal Society of Medicine Press.
—(2016) 'Epidemiology: big problems and an identity crisis'. *BMJ blogs*, 10 October. Online at https://blogs.bmj.com/bmj/2017/03/09/richard-smith-can-we-

look-forward-to-a-healthier-future/
—(2017) 'Can we look forward to a healthier future?' *BMJ blogs*, 9 March. Online at https://blogs.bmj.com/bmj/2017/03/09/richard-smith-can-we-look-forward-to-a-healthier-future
—(2017) 'Schopenhauer, the economist, and cancer'. *BMJ blogs*, 22 September. Online at https://blogs.bmj.com/bmj/2017/09/22/richard-smith-schopenhauer-the-economist-and-cancer
—(2018) 'A Big Brother future for science publishing?' *BMJ blogs*, 10 January. Online at https://blogs.bmj.com/bmj/2018/01/10/richard-smith-a-big-brother-future-for-science-publishing
Smith, Richard and David Pencheon (2017) 'Disavowal: the great excuser that may destroy us'. *BMJ blogs*, 4 September. Online at https://blogs.bmj.com/bmj/2017/09/04/richardsmith-and-david-pencheon-disavowal-the-great-excuser-that-may-destroy-us
Smith, Richard and Drummond Rennie (2014) 'Evidence-based medicine: an oral history'. *British Medical Journal* 348:g371.
Socialist Health Association (1969) *Report on Ely Hospital.* Online at www.sochealth.co.uk/national-health-service/democracy-involvement-and-accountability-in-health/complaints-regulation-and-enquries/report-of-the-committeeof-inquiry-into-alle gations-of-ill-treatment-of-patients-andother-irregularities-at-the-ely-hospital-cardiff-1969
Sokal, Alan D. (1996) 'Transgressing the Boundaries: Towards a Transformative Hermeneutics of Quantum Gravity'. *Social Text* 46/47:217–52.
Spiegelhalter, David (2013) 'Have there been 13,000 needless deaths at 14 NHS trusts?' *British Medical Journal* 347:f4893.
Sullivan, Richard and the *Lancet* Oncology Commission (2011) 'Delivering affordable cancer care in high-income countries'. *Lancet Oncology* 12:933–80.
Sweeney, Kieran, Domhnall MacAuley and Denis Pereira Gray (1998) 'Personal significance: the third dimension'. *Lan cet* 10:134–6.
Swinford, Steven, Laura Donnelly and Patrick Sawer (2013) 'Labour's "denial machine" over hospital death rates'. *Daily Telegraph*, 14 July. Online at www.telegraph.co.uk/news/health/heal-our-hospitals/10178552/Labours-denial-machine-over-hospital-death-rates.html
Tainter, Joseph A. (1988) *The Collapse of Complex Societies.* Cambridge: Cambridge University Press.
Tait, Ian (1982) 'Dubos' Mirage of Health'. *Journal of the Royal College of General Practitioners* 32:248.
Tallis, Raymond (2004) *Hippocratic Oaths: Medicine and Its Dis contents.* Lon-

don: Atlantic Books.
Taylor, Paul (2013) 'Rigging the death rate'. *London Review of Books*, 11 April. Online at https://www.lrb.co.uk/v35/n07/paul-taylor/rigging-the-death-rate
—(2014) 'Standardized mortality ratios'. *International Journal of Epidemiology* 42:1882–90. Online at https://academic.oup.com/ije/article/42/6/1882/743648
Tedeschi, Bob (2017) 'Doctors have resisted guidelines to treat sep sis. New study suggests those guidelines save lives'. Online at https://rorystauntonfoundationforsepsis.org/7771/statnews-doctors-resisted-guidelines-treat-sepsis-doctors-resisted-guidelines-treat-sepsis-new-study-suggests-guidel inessave-lives
Tennant, Jon (2018) 'Scholarly publishing is broken: here's how to fix it'. *Aeon*. Online at https://aeon.co/ideas/scholarly-publishing-is-broken-heres-how-to-fix-it
Tett, Gillian (2018) 'Digital medicine: bad for our health?' *Financial Times* , 2 February. Online at www.ft.com/content/3ed1cc6c-0612-11e8-9650-9c0ad2d7c5b5
Thomas, Kas (2017) 'The never-ending war on cancer'. Online at https://bigthink.com/devil-in-the-data/the-never-endingwar-on-cancer
Thomas, Lewis (1983) *The Youngest Science: Notes of a Medicine Watcher.* New York: Viking Press.
（ルイス・トマス『医学は何ができるか』石館康平・中野恭子訳　晶文社 1995年）
Thompson, Sylvia (2018) 'Patient organisations shouldn't have to march on the streets to get access to medicines'. *Irish Times*, 21 June. Online at www.irishtimes.com/special-reports/patient-healthcare/patient-organisations-shouldn-t-have-tomarch-on-the-streets-to-get-access-to-medicines-1.3529125
Topol, Eric (2015) *The Patient Will See You Now.* New York: Basic Books.
United European Gastroenterology Research (2014) 'Healthcare in Europe: scenarios and implications for digestive and liver diseases'. Online at https://d3lifzor4hvny1.cloudfront.net/fileadmin/user_upload/documents/press/ueg_week_2014_-_ press_releases/futurescenarios/uk_futurescenarios_press-release.pdf
Vacher, Louise (2015) 'Understanding the FreeFrom consumer'. Online at www.fdin.org.uk/wp-content/uploads/2015/10/Understanding-The-Freefrom-Consumer-Louise-VacherYouGov.pdf
Van Berge-Henegouwen, G. P. and C. J. J. Mulder (1993) 'Pioneer in the gluten-free diet: Willem-Karel Dicke 1905–1962, over 50 years of gluten free diet'.

Gut 34:1473–5.

Van de Kamer, J. H., H. A. Weijers and W. K. Dicke (1953) 'Coeliac disease. IV: an investigation into the injurious constituents of wheat in connection with their action on patients with c oeliac disease'. *Acta Paediatrica* 42:223–31.

Van Epps, Heather L. (2006) 'René Dubos: unearthing antibiotics'. *Journal of Experimental Medicine* 203(2):259.

Varmus, Harold (2010) 'Ten years on: the human genome and medicine'. *New England Journal of Medicine* 362:2028–9.

Ventola, C. Lee (2015) 'The antibiotic resistance crisis, part 1: causes and threats'. *Pharmacy & Therapeutics* 40:277–83.

Verghese, Abraham (2009) 'In praise of the physical examination'. *British Medical Journal* 339:b5448.

—(2010) 'Beyond measure: teaching clinical skills'. *Journal of Graduate Medical Education* 2(1):1–3.

Vokes, E. E., N. Ready, E. Felip *et al.* (2018) Nivolumab versus docetaxel in previously treated advanced non-small-cell lung cancer (CheckMate 017 and CheckMate 057): 3-year update and outcomes in patients with liver metastases'. *Annals of Oncology* 29:959–65.

Vrecko, Scott (2010) 'Neuroscience, power and culture: an introduction'. *History of the Human Sciences* 23(1):1–10.

Wade, Nicholas (2010) 'A decade later, genetic map yields few new cures'. *New York Times*, 12 June. Online at www.nytimes.com/2010/06/13/health/research/13genome.html

Weatherall, D. J. (1994) 'The inhumanity of medicine'. *British Medic al Journal* 309:1671–2.

—(1996) *Science and the Quiet Art: The Role of Medical Research in Health Care.* London: WW Norton.

Weinberg, Alvin M. (1967) *Reflections on Big Science.* Cambridge, MA: MIT Press.

Weinberg, Robert A. (2014) 'Coming full circle – from endless complexity to simplicity and back again'. *Cell* 157:267–71.

Weiner, Tim (2009) 'Robert S. McNamara, architect of a futile war, dies at 93'. *New York Times*, 7 July. Online at www.nytimes.com/2009/07/07/us/07mcnamara.html

Wellcome Witnesses to Twentieth Century Medicine (2000) *Peptic Ulcer: Rise and Fall.* London: Wellcome Foundation. Online at www.histmodbiomed.org/sites/default/files/44836. pdf

Westaby, Stephen (2017) 'The shaming of heart surgeons: how politics brought

a proud profession low'. *Spectator Health*, 16 February. Online at https://health.spectator.co.uk/theshaming-of-heart-surgeons-how-politics-brought-a-proudprofession-low/

White House: Office of the Press Secretary (2000) 'Remarks made by the President, Prime Minister Tony Blair of England (via satellite), Dr Francis Collins, Director of the National Human Genome Research Institute, and Dr. Craig Venter, President and Chief Scientific Officer, Celera Genomics Corporation, on the completion of the first survey of the Entire Human Genome Project'. Online at www.genome.gov/10001356/june-2000-white-house-event

Wijesuriya, Jeeves (2017) 'Why the case of Dr Hadiza BawaGarba makes doctors so nervous'. *New Statesman*, 2 February. Online at www.newstatesman.com/politics/health/2018/02/why-case-dr-hadiza-bawa-garba-makes-doctors-so-nervous

Williams, Roger, R. Y. Calne and I. D. Ansell *et al.* (1969) 'Liver transplantation in man, III: studies of liver function, histology and immunosuppressive therapy'. *British Medical Journal* 3:12–19.

Wilson, Duncan (2011) 'Who guards the guardians? Ian Kennedy, bioethics and the 'Ideology of Accountability' in British medicine'. *Social History of Medicine* 25:193–211.

Wise, Peter H. (2016) 'Cancer drugs, survival, and ethics'. *British Medical Journal* 355:i5792.

Wright, Ronald (2005) *A Short History of Progress.* Edinburgh: Canongate.
（ロナルド・ライト『暴走する文明――「進歩の罠」に落ちた人類のゆくえ』星川淳訳　日本放送出版協会　2005年）

Yankelovich, Daniel (1972) *Corporate Priorities: A Continuing Study of the New Demands of Business.* Stanford, CT: Yankelo vich Inc.

訳者紹介

小林政子（こばやし・まさこ）

1972年、明治学院大学英文学科を中退し外務省入省。

リスボン大学にて語学研修。主に本省では中近東アフリカ局、国連局原子力課など。在外ではブラジル、カナダに勤務。1998年外務省を退職し翻訳を志す。

ユニ・カレッジにて日暮雅道氏、澤田博氏に師事。

主な訳書『神の火を制御せよ──原爆をつくった人びと』（パール・バック著、径書房、2007年）、弊社刊で『私の見た日本人』（パール・バック著、2013年）、スティーブン・バウンの著作『壊血病──医学の謎に挑んだ男たち』（2014年）、『最後のヴァイキング』（2017年）、シェイマス・オウマハニーの著作『現代の死に方──医療の最前線から』（2018年）など。

医療《いりょう》は救《すく》われるか──医師《いし》の堕落《だらく》

2022年2月25日　初版第1刷発行

著　者　シェイマス・オウマハニー

訳　者　小林政子

発行者　佐藤今朝夫

発行所　株式会社 国書刊行会

〒174-0056 東京都板橋区志村1-13-15

TEL 03（5970）7421　FAX 03（5970）7427

https://www.kokusho.co.jp

装　幀　真志田桐子

カバー画像：Shutterstock

印刷・製本　三松堂株式会社

ISBN 978-4-336-07196-5